跟杨光主任学针灸

20穴轻松防治常见病

杨光 著

中国中医药出版社

·北京·

图书在版编目（CIP）数据

跟杨光主任学针灸：20穴轻松防治常见病 / 杨光著 . --
北京：中国中医药出版社，2019.8（2020.10 重印）
ISBN 978-7-5132-5655-1

Ⅰ . ①跟… Ⅱ . ①杨… Ⅲ . ①常见病—针灸疗法
Ⅳ . ① R245

中国版本图书馆 CIP 数据核字（2019）第 158934 号

中国中医药出版社出版

北京经济技术开发区科创十三街 31 号院二区 8 号楼
邮政编码　100176
传真　010-64405750
河北新华第二印刷有限责任公司印刷
各地新华书店经销

开本 787×1092　1/32　印张 7.25　彩插 0.25　字数 106 千字
2019 年 8 月第 1 版　2020 年 10 月第 2 次印刷
书号　ISBN 978 - 7 - 5132 - 5655 - 1

定价　49.00 元
网址　www.cptcm.com

社 长 热 线　010-64405720
购 书 热 线　010-89535836
维 权 打 假　010-64405753

微信服务号　zgzyycbs
微商城网址　https://kdt.im/LIdUGr
官 方 微 博　http://e.weibo.com/cptcm
天猫旗舰店网址　https://zgzyycbs.tmall.com

如有印装质量问题请与本社出版部联系（010-64405510）

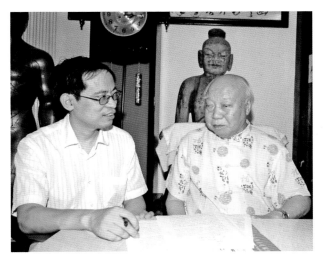

2010年与国医大师贺普仁教授（右一）交谈

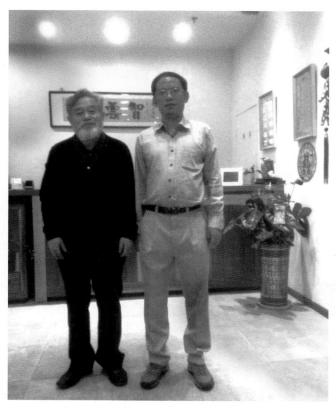

2013 年与腹针发明人薄智云教授（左一）在智云堂诊所

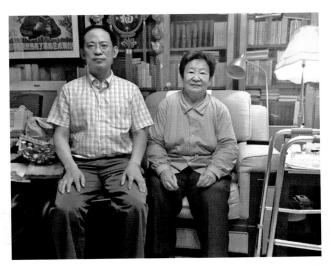

2017 年在毛泽东女儿李讷（右一）家中为其针灸治疗

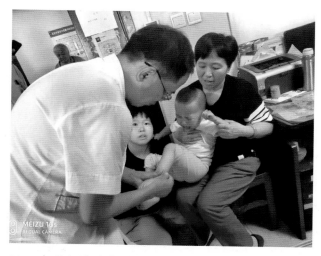

2019 年给智障儿童针刺治疗

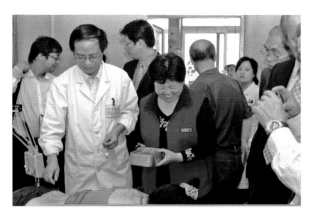

2010 年为日本医学参观团做针灸示范

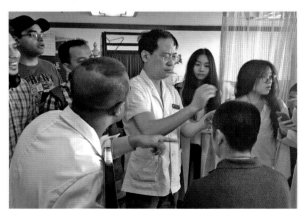

2018 年带教首都医科大学留学生

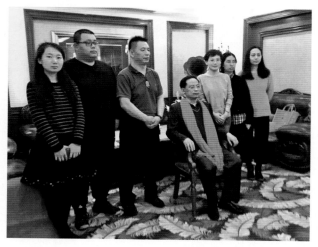

2018 年 3 月在第六次收徒仪式上与部分徒弟合影

序

中医针灸已有数千年的历史，2010年被联合国教科文组织列入人类非物质文化遗产代表作名录，目前已经在183个国家得到应用。随着人们健康理念的转变，随着医学目的从疾病治愈向健康维护的转变，随着老龄化社会的到来，自然、绿色、简便、无副作用、无依赖性，在全生命周期、全人群发挥健康维护作用的医学体系，越来越受到人们的关注。"针灸是中医方面精华之精华"，可以治疗的疾病达500多种，并已经成为养生保健、健康服务的重要内容。中医针灸是古代科技的瑰宝，充分体现了"天人合一""整体调节""个体化诊疗"的特点和优势，在大数据的新时代，其潜在优势越来越凸显。大量的实践证明，中医"以人为核心"是其"健康医学"特征的核心，而疗效显著、医德高尚、深受大众欢迎的"名医"是其代表。

杨光主任医师是我研究生时的同班同学，30多年来我耳闻目睹了他在针灸临床的一线，常年门庭若市，日针百余人次，为成千上万的患者解除了痛苦，名声远播，早已经是我心目中的"大名医"。我以有这样的老同学为自豪，对他发自内心的崇拜。杨光读研究生期间在王德琛教授的指导下对针灸古籍文献进行了系统研究，对许多内容有自己独到的领悟。同时，早年他师从国医大师贺普仁，对贺老的"针灸三通法"有深入理解和实践。在繁忙的临床工作中，他不忘将自己临床的体验、所思所想进行整理、提炼，用非常生动、简捷的方式传授给后学，并惠及普通大众，难能可贵，可歌可赞！

遥想当年，晋代名士皇甫谧，中年因得"风痹"病而瘫痪在床，彼不是躺以待毙，而是奋发钻研针灸，以身试针，不仅治好了自己的偏瘫，而且还编撰成了我国现存最早的针灸专著《针灸甲乙经》，成为一代针灸巨匠；唐代中医大师孙思邈提出凡治病"一针、二灸、三用药"的治病思路，针刺是开路先锋，许多小病都可以用针刺的方法将其扼杀在萌芽状态，大病也可通过针刺泄其气焰，然后再跟进其他治疗方法，这是最经济实用的治病思路。今天，有幸先睹了杨光主任的"一针"，期待他再撰"二灸"，并以此为序，表达对老同学的崇敬之情！

刘保延

世界针灸学会联合会主席

中国针灸学会会长

2019 年 6 月于北京

写在前面

　　中国古人创立的针灸疗法，实在是人类历史上的伟大发明！可以说中国人发明的技术，只有针灸疗法目前得到了世界各国人民的普遍运用，而且运用范围日趋广泛。为了使更多人受惠于这项技术，笔者很久以来就想写一本易学易懂的针灸书，让不懂中医针灸的外行也能"按图索骥"，自我扎几针，减轻一下病痛，或防病保健。这是完全可能的，因为在我身边，就有一些患者采用零星学到的针灸技术，给自己或家人针灸，竟能取得一些疗效。由此可见，针灸是完全可以自学的，也是可以自疗的。

　　传统的针灸书，都是针对专业人士的，虽然许多人对中医针灸兴趣很大，也买了几本中医针灸书，但几乎极少有人能坚持看下去，因为里面有太多难以理解的理论、概念，有太多的知识需要记忆，内容没有突出重点，叙述不够通俗易懂，最后看得人昏昏欲睡。为了克服上述弊病，笔者决定精选穴位，简化操作，利用现代技术，在图文并茂的基础上更上一层楼，直接把操作视频插入到每个疾病的治疗内容里，只需用手机扫一扫书中相关的二维码，即可直接观看笔者的针刺操作，真正做到"活学活用，立竿见影"。

针灸疗法主要是激发人体自身的抗病能力、自我调整和修复能力。针灸的关键是找准人体表面的机关——穴位，通过刺激这些机关来实现调节人体机能，激发人体自身的抗病能力。人体穴位虽然成百上千，但关键的穴位只有几十个，因此仅用几十个刺激点（穴位）就可以较好地实现自疗保健这一目的。金代道教全真道遇仙派的创立者马丹阳，就是主要用 12 个穴位来治疗几乎全身各种疾病，即

"马丹阳天星十二穴"。笔者通过几十年的临床实践和教学实践，认为刺激本书中所选的 20 个最重要的穴位，即可覆盖全身广泛的病证。读者在学习本书时，首先要认真观看 20 个要穴的操作视频，并自我练习，这是最基本的功夫。各个疾病的治疗，就是这 20 个要穴中某些穴位的不同排列组合，针灸基础好的，可以再加一些 20 要穴以外的"备用穴"，相信跟着本书的思路，可以在许多常见病上取得一定疗效，至少可以在医院常规治疗的基础上使病痛早日减轻、痊愈。

有人会担心自我针灸会不会出现意外事故？回答是：这种可能性有，但是很小。本人身边进行自我针刺操作的非专业人士，尚未发现任何针灸意外。但是为了严谨起见，本书努力把这种可能性降到最低。首先，有风险的穴位没有选进这 20 要穴里；其次，有的穴位如"大椎"等严格规定了针刺的深度；第三，请学习针刺操作者认真阅读"出现晕针怎么办""起针困难怎么办""针弯针断怎么办""出现血肿怎么办""扎针还要注意啥""这些部位要小心"等内容，明白怎么应对针刺意外后再进行针灸操作。最后强调！外行进行针灸操作要在针灸医师指导下进行。

　　本书视频的制作是在新西兰的李世波大夫和中央电视台的赵学峰、王亮两位好友，以及徒弟邸琪的大力帮助下才得以完成，在此对他们表示衷心的感谢！

杨光

2019 年 4 月 28 日

目　录

针灸完全可自学

　　毛泽东主席曾说过："针灸不是土东西，针灸是科学的，将来世界各国都要用它。"诚如斯言，针灸疗法目前已在世界一百多个国家得到广泛运用，2010 年，中医针灸被列入世界非物质文化遗产优秀代表作名录，标志着传统针灸在世界范围内得到高度认可。针灸对不少疾病有立竿见影的效果，越来越多的人体会到了中医针灸的威力。由于针灸有简便、灵验的特点，因而许多非医学专业人士想学针灸，欲藉此技术来解除自己和身边人的病痛。

　　那么，首先一个问题就是，针灸能自学吗？毫无疑问，针灸是可以自学的！这里的自学是指不通过正规院校的长时间学习和培训，不通过长时间的跟师学习，而是以自学为主，不排除向内行的人短时间请教的学习方式。从古代起，即有针灸自学成才的人，例如晋代的皇甫谧，年少时不爱学习，终日游玩，20岁时，浪子回头，开始发奋读书，逐渐成为当时名士。但他过于勤学苦耕，没几年就患上风湿病。30多岁时，病情越来越重，而且并发了中风偏瘫，通过中药、针灸治疗，病情有所好转。由此他开始发奋自学针灸，以身试针，通过长时间的学习和自身针灸实践，不仅治好了他自己的偏瘫，而且还编撰了我国现存最早的针灸专著《针灸甲乙经》，成为一代针灸宗师。在我身边，也有一些患者采用零星学到的针灸技术，给自己或家人针灸，竟能取得一些疗效。由此可见，针灸是完全可以自学的，也是可以自疗的。

第二个问题是，针灸好学吗？我的回答是：既好学，又难学。好学，是指在适当的方法指导下，针灸容易入门，很快就可以在一些疾病上取得疗效，例如治疗头痛脑热、感冒发烧、胃痛腹痛什么的；难学，是指要用针灸治疗广泛的疾病和疑难病证，需要全面掌握中医理论，全面掌握经络腧穴理论，要学习古汉语以便能看懂中医经典，同时在现代社会，作为一个中医，还要全面学习西医知识，了解现代诊断技术，大学要培养一个合格的针灸医师，至少要学习五年时间，做一个上工针灸师，还需要修身练功，因此学习针灸可谓难矣！

此书的目的不是要培养一个医学学士，而是要让对针灸感兴趣的人士，在较短的时间内，掌握一些简单的针刺技术，掌握一些最有用的穴位（学名腧穴），以此来治疗一些简单的疾病和保健养生。因此我们不必多谈中医基本理论和针灸基本理论，以实用为导向，以能藉此自我疗疾、保健养生为基本内容。笔者见过不少满怀兴趣而来学习针灸，最后见难而退者，其中一个重要原因就是中医针灸的书籍很难坚持看下去，因为里面有太多难以理解的理论、概念，有太多的知识需要记忆，内容没有突出重点，叙述不能够通俗易懂，最后看得使人昏昏欲睡。笔者的目的就是写一本引人入胜的实用针灸书，以最短的时间让人掌握简单的针刺操作，能够治疗一些小毛小病和保健自疗，谓之"初工入门"；在此基础上，有兴趣的可再进一步学习，以便能够治疗一些稍微难治的疾病，谓之"中工登堂"；在"登堂"的基础上，如果再进一步研习中医针灸疗法则可以治疗疑难杂症，这时可以谓之"上工入室"了。

本书的重点是让人"入门"，同时敞开"厅堂"，而培养"入室"和"上工"则不是本书的任务了。笔者根据30多年的针灸临床实践和带教中外各类学生的经验，有充分信心完成好这一任务。

学会扎针有捷径

怎样才能快速学会针灸呢？首先是学会进针手法，其次是掌握350个常用穴位（腧穴），然后就可以治病疗疾了。有人会疑惑，仅仅用几十个穴位，就能治疗全身几百种疾病吗？回答是肯定的。针刺治病，不在穴多，而在选穴精当，刺激适宜。针灸疗法主要是激发人体自身的抗病能力、自我调整和修复能力，因此仅用几十个刺激点（穴位）就可以较好地实现这一目的。金代道教全真道遇仙派的创立者马丹阳，就是主要用12个穴位来治疗几乎全身各种疾病，即马丹阳天星十二穴。《针灸大成》等古籍对此有记载。当然，马丹阳是进行道家修炼的，针刺手法应该很厉害，故用少数几个穴就能起到"四两拨千斤"的作用。因此本书只介绍适宜的针灸刺激量，而不讲复杂的补泻手法；只介绍几十个要穴，而不讲几百个穴位。按本书的方法去做，治疗普通的疾病就会有疗效，对许多难治病也会有辅助治疗作用。

先来认识一下针

1. 什么是毫针

毫针，是指细长的针具，是中国针灸疗法最常用的针具，因其细如毫发、麦芒，或尖如蚊喙（《内经》里的说法），故名。毫针有很多规格，其规格是以针身的长度和直径来区分的，见表1、表2。

表1　毫针的长度规格表

寸	0.5	1.0	1.5	2.0	2.5	3.0	3.5	4.0	4.5	5.0
mm	15	25	40	50	65	75	90	100	115	125

表2　毫针的粗细规格表

号数	26	27	28	29	30	31	32	33	34	35
直径（mm）	0.45	0.42	0.38	0.34	0.32	0.30	0.28	0.26	0.23	0.22

一般来讲，粗毫针刺激量大，细毫针刺激量小，临床常用29～33号针。毫针长度的选择，根据进针

的深度而定，临床以 1.5 寸 40mm 长的针最为常用。

2. 毫针的检查

正规医院所使用的针灸针一般都是经过严格审核的，可以免检使用，否则就要检查一下针具的质量。①针尖：不宜过锐，应圆而不钝，以形如松针者为佳，不可有钩曲或卷毛。②针身：即针尖与针柄之间的主体部分，宜光滑挺直，坚韧而富有弹性，上下匀称。凡针身有斑剥、锈痕及弯曲者，当弃之不用。③针柄：以金属丝缠绕紧密均匀为佳，不应有锈蚀、弯曲，或粗细扁圆不匀现象。④针根：即针身与针柄连接的部分，必须牢固，不能有剥蚀或松动的现象。

3. 毫针的保养

除了一次性使用的毫针外，反复使用的针具都应注意保养。若用针盒或针夹，可多垫几层消毒纱布，将针按长短分别插在消毒纱布上。若用针管，应在针管的底端塞上干棉球（以防碰坏针尖），然后将针置入。均要消毒后密闭备用。

扎针之前要消毒

1. 针具的消毒

有药液浸泡消毒法、高压蒸汽灭菌法和煮沸消毒法。目前多采用一次性针，只要是符合国家有关质量标准的一次性针灸针，可免于消毒，但要注意保质日期。

2. 手指的消毒

在针刺前，医者应先用肥皂将手洗刷干净，再用75%的酒精棉球擦拭后，才能持针操作。针毕应洗手。

3. 穴位的消毒

在患者需要针刺的穴位皮肤上用75%的酒精棉球擦拭消毒，擦拭时应从腧穴部位的中心点向外绕圈消毒。需严格消毒的部位，可用2%碘酊涂擦，稍干后，再用75%的酒精棉球擦拭脱碘。消毒过的部位，应避免重新污染。

进针方法有两类

1. 懒人（不用练针）进针法

这种进针法不用练针，用手拍打一下有套管的针头，针尖就进入皮肤了，患者一般只有非常轻微的痛感。

扫码看视频操作

人体表面的痛觉感受器主要在皮肤和动脉壁上，所以针尖进入皮肤后一般就没有痛感了。现在一般生产针灸针的厂家大都配有小塑料套管，针管一般比针短约 5 mm，针管直径约为针柄的 2~3 倍，选平柄毫针（多为一次性的）装入针管之中，将针尖所在的一端置于穴位之上，左手夹持针管，用右手食指或中指快速叩打针管上端露出的针柄尾端，使针尖刺入穴位，再退出针管。

注意事项：①进针前用 75% 的酒精棉球或棉签常规消毒穴位，操作者的手也要洗净消毒。②针管要压紧穴位，这样可以转移进针时患者的注意力，从而减轻紧张感和痛感。③拍打针头要果断，运用腕力迅速将针尖打入皮肤。如果进针迟疑、缓慢，患者痛感可能加重，甚至针尖难以进入皮肤。

2. 传统进针法

这种进针法需要一段时间练习指力和手指间的配合度。传统进针法的优点是进针的操作过程比较快，进针后容易得气。若想成为针灸高手，必须能熟练徒手进针。

（1）一个好的进针法　迅速将毫针插入皮下，而患者不感觉有明显疼痛，甚至没有痛感。要做到这样并不容易，需要一段时间的练习。看熟练的针灸医生操作，进针似乎很容易，实则大都是熟能生巧的结果。皮肤看似嫩薄，但让没有经过训练的人进针，往往难以插入皮肤，勉强进了针，患者往往感到非常疼痛。许多病人不愿接受针灸疗法，主要是畏惧进针的疼痛。因此，如何微痛或无痛进针，是针灸入门的关键技术。躯体的痛觉感受器主要分布在皮肤表面，而皮下各层组织除了动脉壁，很少有痛觉感受器。练针的目的就是要使针尖迅速到达皮下，徒手操作的话，不仅要锻炼指力，而且要训练手指间的配合和灵活度。中国人使筷子，手指间的配合和灵活度强于西方人，故中国人更适合徒手针灸操作，而西方人一般采用管针进针法。

（2）进针指力的练习　以往针灸书上介绍进针的练习，大都是用纱布或其他布料包裹棉花做成一个针垫，然后在上面反复练习插针。这种方法并不能训练出好的指力，因为这种面团太容易进针了。好的方法是要模拟扎真人的皮肤，针垫的表面应该是坚韧的，要使很大劲才能扎进去的表面，这样才能练出指力，因为有些人的皮肤或某些部位的皮肤就是很坚韧的。针垫的里面，应该混有皮筋类的东西，以模拟血管、肌腱等组织。笔者让学生练习，用一个较为简易的方法，就是用牛皮纸或较厚实的纸折成 10 ~ 12 层厚，然后把针使劲往里捻进，要求不能弯针，如果能连续 10 次较快地穿过纸层，基本说明指力达标了，如果再能在自己身上轻松针进皮肤，那么就可以给他人进行针刺操作了。

（3）具体进针方法　临床一般以右手持针操作，称为"刺手"；左手切按所刺部位，或辅助针身，称

之为"押手"。初学者操作时一般应
双手并用，紧密配合。一般用左手掐
按欲针之处，可确定穴位和转移患者
的注意力，同时右手运指力于针尖，
将针插入穴位。常用的双手进针法有4种：

扫码看视频操作

①夹持进针法：以左手拇、食两指夹住针身下
端，将针尖固定于所针部位的皮肤表面，右手持针
柄，使针身垂直，在右手指力下压时，左手拇、食
两指同时用力，两手协同将针刺入皮肤，适用于长
针的进针（图1）。

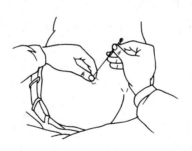

图1　夹持进针法

②指切进针法：以左手拇指或食指的指甲切按
在穴位旁，右手持针，紧靠指甲，将针刺入皮肤，

多用于短针的进针（图2）。

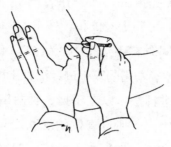

图2 指切进针法

③舒张进针法：用左手拇、食二指将所刺腧穴部位的皮肤向两侧撑开绷紧，使针从左手拇、食二指的中间刺入，适用于皮肤松弛部位腧穴的进针（图3）。

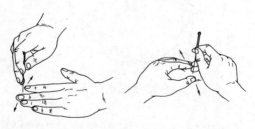

图3 舒张进针法

④提捏进针法：以左手拇指或食指将针刺部位的皮肤捏起，右手持针从捏起部的上端刺入，适用于皮肉浅薄部位的进针（图4）。

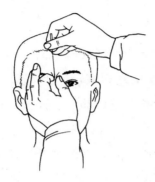

图4　提捏进针法

进针手法熟练后，可采用单手进针，必要时再用"押手"配合。

进针不痛有技巧

①指甲切一下：在进针部位，用指甲切一下（手指注意消毒），可以减轻进针痛感。

②避开汗孔：进针部位避开汗孔，因为汗孔部位有痛觉感受器。

③直刺进针：因为直刺进针，针尖与皮肤接触的面积最小（图5）。

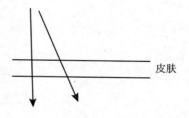

图5 直刺进针

④捻转进针：稍稍边捻转边进针，可以使针更容易插入，但要注意捻转幅度不能太大，否则更疼痛。

角度深度有法度

1. 针刺的角度

针刺的角度是指进针时针身与所刺部位皮肤表面形成的夹角，主要依腧穴所在部位的解剖特点和治疗要求而定。一般分为直刺、斜刺和横刺 3 种。

①直刺：针身与皮肤呈 90°角，适用于人体大部分腧穴。深刺或浅刺均可适用，尤其是肌肉丰厚部位的腧穴，如臀部、腹部、腰部及四肢的穴位。

②横刺：又称平刺，或称沿皮刺，针身与皮肤呈小于 15°角，横向刺入，适用于皮肉浅薄处，或需浅刺、沿皮透刺的腧穴。

③斜刺：介于直刺、横刺之间，倾斜刺入，适用于骨骼边缘处，或内有重要脏器不宜深刺的部位，或为避开血管及瘢痕部位而采用此法，如胸、背部的穴位。

注意：不论横刺或斜刺，进针时一般都直刺进皮肤，针尖到皮下后再按一定角度进行横刺或斜刺。

2. 针刺的深度

是指针身刺入人体内的深浅程度，每个腧穴针刺的深度皆有一定的范围，后面常用要穴再具体介绍，在此仅根据下列情况作一指导性介绍。

①年龄：年老体衰者、小儿娇嫩之体，不宜深刺；中青年身强体壮者，可适当深刺。

②体质：形瘦体弱者，宜相应浅刺；形胖体强者，可深刺。

③病情：凡表证、阳证、虚证、新病，宜浅刺；里证、阴证、实证、久病，可适当深刺。

④部位：头面、胸背等皮薄肉少处的腧穴，宜浅刺；四肢、臀、腹等肌肉丰满处的腧穴，可深刺。

⑤季节：温热季节宜浅刺，寒凉季节相对深刺。

原则上讲，浅刺能得气者，不必深刺；浅刺效果不佳者，再适当深刺。要注意某些部位的深刺有一定危险。深刺的刺激量大于浅刺。

行针操作为得气

进针后一般要做一定的手法，做手法的目的是为了"得气"，那么什么叫"得气"呢？

1. 什么是"得气"

传统针灸认为：针刺产生疗效的前提是"得气"。所谓得气，是指毫针刺入腧穴后，通过一定的行针手法，针刺部位产生的经气感应。得气与否，可从患者和医者两个方面来判断。当针刺腧穴得气时，患者会感到针下有酸、麻、胀、重，或热、凉、痒、抽搐、蚁行等感觉，部分病人尚有不同程度的针感传导及扩散等循经感应现象。同时，医者会感到针下有徐和或沉紧的感觉。如未得气，则医者感到针下虚滑，患者也没有什么感觉。《标幽赋》说："轻滑慢而未来，沉涩紧而已至……气之至也，如鱼吞钩饵之沉浮；气未至也，如闲处幽堂之深邃。"这是对得气与否所做的生动描述。

　　针灸实践提示，针感的有无及强弱，经常关系到治疗效果的好坏。一般而言，得气迅速，疗效较好；得气较慢，疗效稍差；如无得气，则可能无效。因此在针刺过程中，若得气较慢，甚至不得气，就要分析其中的原因。如属取穴不准，针刺角度有偏差或未达到一定的深度，即可重新调整针刺的部位、角度和深度，再次行针时，往往就会得气；若因病情较久，正气虚弱致经气不足，或因其他病理因素致局部感觉迟钝者，可采取行针催气和留针候气的方法，促使针下得气。也可在所针穴位的上下，以指循经轻叩，或加用艾灸，以助经气的到来。极少数患者在采取了上述措施后仍不得气，可能是脏腑机能衰退的表现，应考虑先改用其他治疗方法，如服有补益作用的中药，待正气有所恢复后再行针刺。

　　我们在临床实践中也发现，某些病情不重的患者，即使没有明显的得气感，也有一定疗效；还有某些新针灸疗法，如腹针疗法，并不需要得气感，也有较好疗效。因此，我们对某些畏针患者，并不强求得气感，而是看针灸后的疗效如何，如疗效不佳，再求得气感不迟。如有疗效，维持起初较轻的手法即可。

对于本书的读者，笔者要求进针后让患者针下产生一定的非疼痛性的感觉（一般为酸、麻、胀）即可算得气，若疼痛，则可能是碰到了小动脉或其他脏器，应提针改变方向再刺。

2. 行针基本手法

进针后为了得气，我们一般要做一些手法。主要采用下面两种简单的方法即可。

①提插法：将针从浅层插向深层，再由深层提到浅层，如此反复地上提下插。提插幅度大、频率快、时间长，刺激量就大，反之刺激量就小。

②捻转法：将针左右来回旋转捻动。捻转角度大、频率快、时间长，刺激量就大，反之刺激量就小。

上述两种基本手法，既可单独运用，又可相互配合运用，只要有得气感产生，行针手法即可停止。

3. 行针辅助手法

如果用提插捻转法不能产生得气感，再采用以下一些辅助手法。

①循法：即医者用手指沿针刺穴位所属经脉循行路线的上下左右轻轻地按揉或叩打的方法。此法可宣通气血，激发经气，促使针感传导或缓解滞针。

②刮柄法：以左手拇、食两指夹住针身，使之固定，右手拇指（或食、中指）抵住针尾，用食指（或拇指）指甲由下而上地刮动针柄，以增强针感。

③弹针法：即以手指尖轻弹针柄，使针身轻微震动，以增强针感。

④震颤法：以拇、食、中三指夹持针柄，用小幅度、快频率的提插捻转动作，使针身发生轻微震颤，以增强针感。

⑤摇法：即毫针刺入一定深度后，将针轻轻摇动。其法有二：一是直立针身而摇，以加强得气的感应；二是卧倒针身而摇，使经气向一定方向传导。

⑥搓柄法：是指将针刺达一定深度后，将针或左或右如搓线之状单向捻转的方法。此法类同于捻转法，但搓法是向一个方向捻针，幅度较大，皮下

组织往往有缠绕针身的现象。此法可用于得气之前，使之得气；或用于得气之后，以加强得气感应。但过度搓柄有可能出现滞针现象。

⑦飞法：是指用右手拇、食指夹持针柄，细细搓捻数次，然后张开两指，一搓一放，反复数次，状如飞鸟展翅，用于催气、行气，或加强针感。

针刺补泻有简法

古人十分强调针刺补泻的重要性，如《千金要方》说："凡用针之法，以补泻为先。"补法，是指能鼓舞人体正气，使低下的功能振奋起来的方法；泻法，是指能疏泄病邪，使亢进的功能恢复正常的方法。古人创造了许多补泻手法，这对初学者来讲有点难以掌握。其实，大部分情况我们可以用刺激量大小来代替补泻，这样就容易体会和掌握了。一般来说，刺激量小为补法，刺激量大为泻法，刺激量中等，就是临床上常说的平补平泻法。刺激量小，患者针感较轻，完全可以接受；刺激量大，患者针感强烈，甚至难以忍受；介于两者之间，谓之中刺激量，即患者有一定可以忍受的针感，临床一般多用中刺激量。

古人规定，实证用泻法，虚证用补法。相应地，实证针灸刺激量要大，虚证则针灸刺激量要小。但针灸有双向调节作用，即只要针灸刺激穴位，人体机能不论是亢进还是低下总是朝着使机能正常的方向转化。所以我们在临床上发现，只要给予穴位一定的刺激，就会有一定的疗效，即使实证针灸用小刺激量，病证也不会变得更重，而是更轻，这就是针灸的神妙之处。因此对于初学者，不论何种病证，开始都用轻刺激量，疗效不佳时，再加大刺激量，这样病人就容易接受和坚持针灸疗法。

初学者可以不必理会针刺补泻手法，但进一步学习，还是要了解常用的针灸补泻手法，这对提高临床疗效有一定帮助。现把临床常用的几种单式补泻手法，列表如下（表3）：

表3　单式补泻手法表

名称	补法	泻法
捻转补泻	捻转角度小，频率慢，用力轻；拇指向前，食指向后	捻转角度大，频率快，用力重；拇指向后，食指向前
提插补泻	先浅后深，重插轻提，幅度小，频率慢	先深后浅，轻插重提，幅度大，频率快

名称	补法	泻法
疾徐补泻	进针缓慢，出针轻快，顺经而刺	进针轻快，出针缓慢
迎随补泻	针尖顺经脉走向	针尖迎经脉走向，逆经而刺
呼吸补泻	呼气时进针，吸气时出针	呼气时出针，吸气时进针
开合补泻	出针后按闭针孔	出针后不按闭针孔，或摇大针孔、或稍稍出血
平补平泻	进针后均匀地提插捻转，中等刺激量	

留针出针有讲究

1. 留针

将针刺入穴位并施行手法后，使针留在穴内称为留针。留针的目的是为了保持针刺的作用和便于继续行针操作。一般病证针刺得气后，可留针15～45分钟。本书中的病证治疗若不特别注明留针时间，概指留针30分钟。轻浅病证和小儿病可不留针。对顽固性、疼痛性、痉挛性和某些慢性病证可根据情况适当延长留针时间，甚者可达数小时。对针感较差的患者，留针还可起到候气而得气的作用。在留针期间，为了保持一定的刺激量，可间歇行针，此谓"动留针"；若中间无行针过程，谓之"静留针"。

2. 出针

①方法：一般是以左手拇、食两指持干棉球或棉签压于针刺部位，右手持针轻轻将针顺势拔出。②遇阻力时，不可强用力。③出针后，除特殊的泻法需要外，都要用消毒干棉球或棉签轻压针孔片刻，以防出血或针孔疼痛。④出针顺序应从头至足。针全部取出后，应核对针数，防止遗漏，并再查看是否有针孔出血，特别要注意头面部等容易出血的地方。

出现晕针怎么办

【原因】患者精神紧张，体质虚弱，饥饿，疲劳，体位不适，或大汗、腹泻、大出血，以及医者在针刺时手法过重等。

【症状】患者在针刺过程中，突然出现精神疲倦、头晕目眩、心慌气短、恶心欲呕、面色苍白、出冷汗、脉象微弱；严重者会出现四肢厥冷、血压下降、二便失禁、不省人事等。

【处理】首先将针全部取出，使患者平卧，头部稍低，注意保暖，轻者在饮用温开水或糖水后即可恢复正常；重者在上述处理的基础上，可指掐或针刺人中、内关、足三里，灸百会、神阙、关元等穴。必要时送急诊处理。

【预防】①对于自我针刺者，进针后若觉不适，特别是感觉头晕心慌时，就应该立即起针静卧，待精神状态好时再进针；②对于初次接受针刺治疗和精神紧张的其他患者，应先做好思想工作，消除顾虑；③正确选择舒适持久的体位（尽可能采取卧位）；④取穴不宜太多，手法不宜过重，特别是对初诊患者；⑤对于饥饿未进食者，应进食后再针；⑥疲劳者，适当休息后再针；⑦留针过程中，医者应随时注意观察病人的神色，询问病人的感觉，一旦出现晕针先兆，可及早采取处理措施。

起针困难怎么办

【原因】受针者精神紧张，针刺入后，局部肌肉强烈收缩，或因毫针刺入肌腱、行针时捻转角度过大，或连续进行单向捻转，而致肌纤维缠绕针身。

【现象】进针后，出现提插捻转及出针困难。

【处理】嘱患者消除紧张状态，使局部肌肉放松。因单向捻转而致者，则须反向捻转。如属一时性紧张，可留针一段时间，然后再行出针。也可以按揉局部，或在附近部位加刺一针，以转移患者注意力，随之将针取出。

【预防】对精神紧张者，先做好解释工作，消除紧张顾虑。进针时避开肌腱，行针时捻转角度不宜过大，一般不要单向连续捻转。

针弯针断怎么办

1. 针弯

【原因】①操作者进针手法不熟练，用力过猛，或针碰到坚硬组织；②留针中患者因体位不适或受到某种意外刺激而改变体位；③针柄受到外物的压迫和碰撞，以及滞针未得到及时正确的处理等。

【现象】针身弯曲，针柄改变了进针时刺入的方向和角度，提插捻转及出针均感困难，患者感觉疼痛。

【处理】①轻微歪曲，不得再行提插捻转，应慢慢地将针退出；②弯曲角度过大时，应顺着弯曲方向将针退出，切忌强行拔针。

【预防】医者进针手法要熟练，指力要轻巧；患者应有舒适的体位，留针过程中，不得随意更动体位，针刺部位和针柄不得受外物的碰撞或压迫。如有滞针，应及时正确处理。

2. 针断

【原因】①针具质量欠佳，针身或针根有剥蚀损坏，或针经火烧；针刺时，针身全部刺入。②行针时，强力提插捻转，肌肉强烈收缩。③患者体位改变，滞针和弯针现象未能及时正确处理。

【现象】针身折断，残端留在患者体内。

【处理】①嘱患者不要紧张，不要乱动，以防断端向肌肉深层陷入。②如断端还在体外，可用手指或镊子取出。③如断端与皮肤相平，可挤压针孔两旁，使断端暴露体外，用镊子取出。④如针身完全陷入肌肉，应在X线下定位，用外科手术取出。

【预防】①认真细致地检查针具，对不符合质量要求的针具应剔除不用。②选针时，针身的长度要比准备刺入的深度长1cm左右。③针刺时，不要将针身全部刺入，应留一部分在体外（因针根处最易折断）。④进针过程中，如发生弯针，应当立即出针，不可强行刺入。⑤对于滞针或弯针，应及时正确处理，不可强行拔出。⑥断针一般出现在反复使用的针具，现在多使用一次性针，只要是符合国家有关的质量标准，一般不会发生断针。

出现血肿怎么办

【原因】针刺时误伤血管，或针尖弯曲带钩，使皮肉受损。

【现象】出针后，局部呈青紫色或肿胀疼痛。

【处理】微量的出血或针孔局部小块青紫，是针刺时损伤小血管引起，一般不必处理，可自行消退。如局部青紫肿痛较甚，可在局部稍重按压10分钟，小肿块一般会消失，若没有完全消散时再轻轻按揉，以促使局部瘀血消散；或在先行冷敷止血以后，次日再行热敷。

【预防】仔细检查针具，熟悉解剖部位，避开血管针刺。

扎针还要注意啥

①过于饥饿、疲劳，精神高度紧张者，待缓解后再行针刺；体质虚弱者，刺激不宜过强，并尽可能采取卧位。

②孕妇，怀孕3个月以下者，下腹部禁针；3个月以上者，上下腹部、腰骶部均不宜针刺；一些能引起子宫收缩的腧穴如合谷、三阴交、昆仑、至阴等不宜针刺，特别是在妊娠早期。月经期间，月经量过多或身体虚弱者，最好不予针刺。

③小儿囟门未合时，头顶部腧穴不宜针刺。此外，若小儿不能配合，不要留针。

④常有自发性出血或损伤后出血不止的患者，不宜针刺。皮肤有感染、溃疡、瘢痕或肿瘤的部位，一般不宜针刺。

⑤要熟悉人体解剖，防止刺伤重要脏器。

这些部位要小心

　　本书已避开了有一定风险的穴位，若有深入学习运用针灸者，需注意以下几点：

　　①眼区腧穴：要掌握一定的角度和深度，不宜大幅度提插捻转和长时间留针，以防刺伤眼球和出血。

　　②项部以及背部正中线第二腰椎以上的腧穴：如进针的角度、深度不适当，可以误伤延脑和脊髓，引起严重后果。针刺这些穴位到一定的深度时，如患者出现触电感，向四肢或全身放散，应立即退针，切忌捣针。一般进针不超过 2cm，不会触及延脑和脊髓。

　　③一般背部第 11 胸椎两侧、侧胸（腋中线）第 8 肋间、前胸（锁骨中线）第 6 肋间以上的腧穴，禁止直刺、深刺，以免刺伤心、肺，尤其对肺气肿患者，更需谨慎，防止发生气胸。

④胁上下及肾区的腧穴，禁止直刺、深刺，以免刺伤肝、脾、肾脏，尤以肝脾肿大患者，更应注意，要询问病史和进行查体。

⑤对于胃溃疡、肠粘连、肠梗阻患者的腹部和尿潴留患者的耻骨联合区，必须注意针刺的角度、深度，如针刺不当，也可能刺伤胃肠道和膀胱，引起不良后果。针刺腹部腧穴，针尖入皮后，应缓慢进针，常可避免刺破肠管。

巧记常用 20 穴

扫码看视频操作

初学者只要记住以下十八句的歌诀，就可以大展身手了。

肚腹三里留，腰背委中求，头项寻列缺，

面口合谷收，脑病百会顶，颈背刺大椎，

心胸胃内关，胁肋用支沟，小腹（妇科）三阴交，

皮肤病曲池，后天调中脘，先天补关元，

化痰络丰隆，气滞开四关，顽疾涌泉神，

肢体三才穴，昏厥掐人中，酸痛取阿是，

百病皆可退。

《四总穴歌》是我国古代医师临床经验的结晶，在民间早就广为流传，歌曰："肚腹三里留，腰背委中求，头项寻列缺，面口合谷收。"意思是：胃肠不好、腹痛可找足三里穴针灸或按摩治疗；腰酸背痛，可找委中穴；头痛、项强可找列缺穴；面部、口部有病，可找合谷穴。这是古人认为的四个最常用的

穴位，今人感觉不够，又加了几句，有多种版本，如："心胸取内关，小腹三阴谋，腰背阿是穴，急救刺水沟。"一般前二句"心胸取内关，小腹三阴谋"各种版本相似，但后面的有所不同，有的说是什么"坐骨刺环跳，腿痛阳陵透，胁肋用支沟，酸痛取阿是"等，有的提出八总穴歌、十总穴歌、二十四总穴歌等，都是在四总穴歌的基础上加上去的最常用穴。

笔者根据几十年的临床经验，认为加上以下几句，就可以概括全身主要病证的最常用穴，这就是：

脑病百会顶，颈背刺大椎，心胸胃内关，

胁肋用支沟，小腹（妇科）三阴交，皮肤病曲池，

后天调中脘，先天补关元，化痰络丰隆，

气滞开四关，顽疾涌泉神（阙），肢体三才穴，

昏厥掐人中，酸痛取阿是，百病皆可退。

其中，四关是指合谷、太冲；涌泉神是指涌泉和神阙；三才穴包括上三才穴的肩髃、曲池、合谷，以及下三才穴的环跳、足三里、阳陵泉。（另《标幽赋》载三才穴："天地人三才也，涌泉同璇玑百会。"）阿是穴不是一个穴，而是一类腧穴。去其重复，就

是 20 个经穴，这 20 个经穴加上阿是穴不仅可以治疗包括头面、颈背、胸腹、胁肋、腰腿四肢等人身各处的病痛，还可以治疗其他各类病证，基本包括了针灸擅长治疗的常见病证。如果读者能熟练掌握这 20 个穴位，加上一定的备用穴，排列组合、举一反三，完全可以治疗百余种疾病。这些穴位除了大椎，都是自己能够操作的，符合本书的宗旨。下面具体介绍。20 要穴操作视频见 P039。

1. 合谷（Hégǔ，LI4）
——面口合谷收

扫码看视频操作

合谷为大肠经原穴，面部、口部有病，可找合谷穴。

【释义】本穴位处手背第 1、2 掌骨之间，骨如山，山间为谷，形容大肠经气血在此汇聚，能量充沛，故为要穴。

【定位】在手背，第 1、2 掌骨间，当第 2 掌骨桡侧的中点处。简便取穴法：以一手的拇指指间关节横纹，放在另一手拇、食指之间的指蹼缘上，当拇指尖下是穴（图6）。

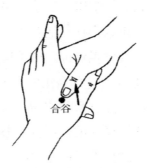

图6　合谷穴定位

　　【主治】各种头面五官疾患；感冒发热恶寒等外感病证，无汗或多汗；难产、经闭等妇产科病证；痛证，痿证，小儿惊风等。

　　【操作】直刺1~2cm。

　　【禁忌】孕妇不宜针，有收缩子宫引发流产的可能。

　　注： 每个穴位都可治疗局部和邻近部位的疾患，故主治中一般不再记载。

2. 曲池（Qūchí，LI11）
——皮肤病曲池

曲池为大肠经合穴，擅长治疗皮肤病。

【释义】曲，屈曲。此穴为手阳明之合穴，气血流注此穴时，似水注入池中；又取穴时，要屈曲其肘，横纹头尽处有凹陷，似浅池，故名。

【定位】屈肘，在肘横纹外侧端与肱骨外上髁连线中点（图7）。

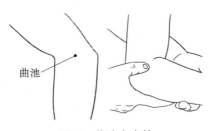

图7　曲池穴定位

【主治】上肢病证。荨麻疹、疣等皮肤病。高血压。热病，热性头面五官疾患。腹泻等肠道疾患。

【操作】直刺 1.6～3cm。

3. 肩髃（Jiānyú，LI15）

——肢体三才穴

肩髃是上三才穴之一，擅长治疗肩臂等上肢局部病证。

【释义】髃，髃骨，古称肩端之骨为髃骨。此穴在肩端部肩峰与肱骨大结节之间，故名。

【定位】肩峰端下缘，当肩峰与肱骨大结节之间，三角肌上部中央。肩臂展或平举时，肩部出现两个凹陷，当肩峰前下方凹陷处（图8）。

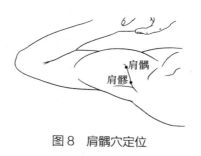

图8　肩髃穴定位

【主治】肩周炎等上肢局部病证，荨麻疹等。

【操作】直刺或向下斜刺 1.6～4cm。肩周炎宜向肩关节直刺，上肢不遂宜向三角肌方向斜刺。

　　注：上述三穴即是上三才穴，可以治疗上肢的各种病痛。

4. 足三里（Zúsānlǐ，ST36）

——肚腹三里留

扫码看视频操作

　　足三里为合穴、胃经下合穴，善于治疗各种腹部疾患

　　【释义】里即寸，指的是该穴在膝下3寸。

　　【定位】犊鼻穴下3寸，即外膝眼下一掌，胫骨前嵴外一横指处（图9）。

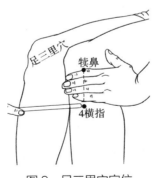

图9　足三里穴定位

【主治】各种胃肠病证，包括呕吐、呃逆、反流等。下肢痿、痹证。癫狂等神志病。耳鸣，胸中瘀血，虚劳等。为补气强壮、防病保健要穴。

【操作】直刺2~4cm，强壮保健常用温灸法。

注：该穴是运用频度最高的经穴，古人有云：诸病皆治。因此具有广泛的适应症。

5. 丰隆（Fēnglóng，ST40）
——化痰络丰隆

扫码看视频操作

丰隆为胃经络穴，善于化痰。

【释义】丰隆，丰盛隆厚、高大崇隆之意，这里一是形容此处肌肉丰满隆起，二是形容此处经气隆盛，溢出于这里发出的络脉。又，丰隆为古代中国神话中的雷神。

【定位】外踝尖与外膝眼连线的中点，胫骨前嵴外2横指（中指）处（图10）。

【主治】各种痰饮病证，包括高脂血症。下肢痿痹，纳少，二便不畅，头面痛等。

【操作】直刺2~3cm。高脂血症可加温针灸法。

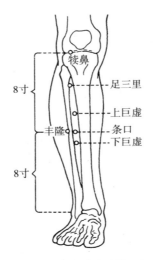

图 10　丰隆穴定位

　　注：上述五穴都属于阳明经穴，古人认为阳明经多气多血，相当于说阳明经能量比较充足，因此该经的穴位临床常用。

6. 列缺（Lièquē，LU7）

——头项寻列缺

扫码看视频操作

　　列缺为肺经络穴、八脉交会穴（通于任脉），善于治疗各种头颈部疾患。

【释义】古代称闪电和天际裂缝为列缺。本穴当肱桡肌腱与拇长展肌腱两筋之间，有如天际裂缝处；又这里发出一条络脉，如闪电一般到食指末端，故名。

【定位】桡骨茎突上方，腕横纹上 3cm，当肱桡肌与拇长展肌腱之间。简便取穴法：两手虎口自然平直交叉，一手食指按在另一手桡骨茎突上，指尖下凹陷中、两筋间是穴（图 11）。

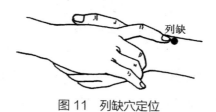

图 11　列缺穴定位

【主治】头项部疾患，肺系病证，浮肿，遗尿，乳腺炎等。

【操作】向上斜刺 1 ~ 2cm。

7. 三阴交（Sānyīnjiāo，SP6）

扫码看视频操作

——小腹（妇科）三阴交

三阴交肝、脾、肾三经之交会穴，擅长治疗小腹部泌尿生殖系疾患。

【释义】肝、脾、肾三条阴经交汇之处，故名。

【定位】内踝尖上 3 寸（约一掌宽），胫骨内侧面后缘（图 12）。

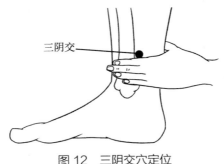

三阴交

图 12 三阴交穴定位

【主治】各种生殖泌尿系统疾患。脾胃病。心悸、失眠、高血压、下肢痿痹、下肢溃疡等。

【操作】直刺 1.6 ～ 3cm。

注： 三阴交是肝、脾、肾三经的交会穴，所以治疗病证广泛，尤为妇科必用穴，使用频度仅次于足三里。

8. 委中（Wěizhōng，BL40）
——腰背委中求

扫码看视频操作

委中为合穴、膀胱经下合穴，可以治疗各种腰背部疾患。

【释义】委，弯曲也，膝关节常需弯曲，委中穴在腘窝的中央，故名。

【定位】腘横纹中点，当股二头肌肌腱与半腱肌腱的中间（图 13）。

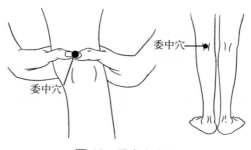

图 13 委中穴定位

【主治】腰背痛，下肢痿痹。眩晕、癫痫、中暑、急性胃肠炎、丹毒等。

【操作】直刺 2 ~ 3cm。或用三棱针点刺腘静脉出血，待黑血出尽或血色变红为止，治疗各种血瘀、血热相关的病证。

9. 涌泉（Yǒngquán，KI1）
——顽疾涌泉神

扫码看视频操作

涌泉为肾经井穴，各种顽疾可以考虑针涌泉。

【释义】穴居足心凹陷处，肾主水，肾经经气自此而上如涌出的泉水，故名。

【定位】足趾跖屈时，约当足底（去趾）前1/3凹陷处（图14）。

【主治】昏迷等急症或神志病证，咽喉肿痛等肺系病证，头痛、眩晕、失眠、二便不利、足心寒或热等。

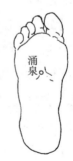

涌泉

图 14　涌泉穴定位

【操作】直 刺 1 ~ 2cm。寒证或降虚火可用灸法或穴位贴敷。

注：中医有云："五脏之病，穷必及肾。"就是说各种严重疾病到了后期，都会牵涉到肾脏，涌泉是肾经井穴，具有交通阴阳，补益肝肾、醒脑开窍等作用，对各种久治不愈的顽疾可考虑使用。

10. 内关（Nèiguān，PC6）
——心胸胃内关

扫码看视频操作

内关心包经络穴，八脉交会穴（通于阴维脉），善于治疗心脏、胸部和胃病。

【释义】穴处前臂内侧关口要冲处，故名。

【定位】腕横纹上2寸（腕横纹与肘横纹连线分为12等份，一等份为1寸），掌长肌腱与桡侧腕屈肌腱之间（图15）。

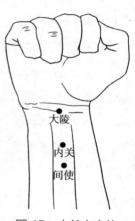

【主治】各种心脏病证及胸部疾患；各种胃病。失眠、郁证、癫狂痫、癔病等

图15　内关穴定位

神志病证。眩晕、头痛；胁痛，腹痛，痛经；高血压，药物过敏，舌裂出血等。

【操作】直刺 1～2cm，斜上刺 4～6cm。不可刺激过强，以免损伤正中神经。

注：与内关相对的称"外关"穴，在前臂背侧、两骨之间，可治疗感冒发热恶寒等外感病证，以及耳鸣耳聋等五官病证。

11. 支沟（Zhīgōu，SJ6）
—— 胁肋用支沟

扫码看视频操作

支沟为三焦经经穴，善于治疗侧胸部的疾患。

【释义】支，通肢。穴在手臂尺桡骨之间的凹陷处，如在沟渠中。又，三焦为运行水液的通道，其穴命名多与水相关，故名。

【定位】腕背横纹上 3 寸，尺骨与桡骨正中间（图16）。

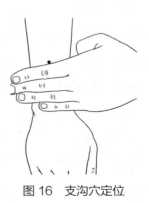

图 16 支沟穴定位

【主治】胁肋疼痛，便秘，耳鸣、耳聋，产后血晕等。

【操作】直刺 1～2.4cm。

12. 环跳（Huántiào，GB30）
——肢体三才穴

扫码看视频操作

环跳是下三才穴之一，善于治疗下肢疾患。

【释义】旋转为环，跳指跳动，穴在股骨大转子旁，人患腿部疾患则不能旋转、跳跃，针此穴可使人跳跃如常；而扎中该穴，下肢即刻跳动，故名环跳。

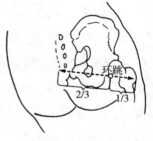

图 17　环跳穴定位

【定位】侧卧屈股，当股骨大转子高点与骶管裂孔连线的外 1/3 与内 2/3 交点处（图 17）。

【主治】腰胯、下肢疼痛、半身不遂等腰腿病证，前后阴诸病，癫病等。

【操作】直刺 3～8cm。

13. 阳陵泉（Yánglíngquán, GB34）
——肢体三才穴

扫码看视频操作

阳陵泉是下三才穴之一，善于治疗下肢疾患

【释义】腓骨小头似山陵，穴在腓骨小头前下方凹陷处，犹如泉眼，在阳面，故名"阳陵泉"。

【定位】腓骨小头前下方凹陷中（图18）。

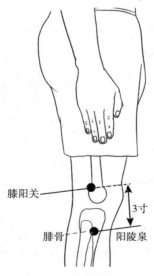

膝阳关

3寸

腓骨　　　　阳陵泉

图18　阴陵泉穴定位

【主治】口苦等肝胆病证，下肢、膝关节病证，小儿惊风、面瘫、肩痛等。

【操作】直刺 2 ~ 3cm。

14. 太冲 (Tàichōng，LR3)
——气滞开四关

扫码看视频操作

太冲是四关之一，为肝经输穴、原穴，擅调畅气机。

【释义】太，大也；冲，调也。针此穴，可平息肝火，调理肝经气血，达虚静和谐之境界。

【定位】足背，第 1、2 跖骨结合部之前凹陷中（图 19）。

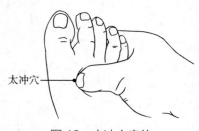

太冲穴

图 19　太冲穴定位

【主治】各种肝经热性病证，妇科经带病证，面瘫、咽痛、心胀、下肢痿痹、高血压等。

【操作】直刺 1 ~ 2cm。

15. 关元（Guānyuán，RN4）

扫码看视频操作

—— 先天补关元

关元为小肠募穴，能激发人体元气。

【释义】关，藏也；元，元气。喻此处为关藏元阴元阳之所，先天之本也。

【定位】前正中线上，脐下 3 寸。肚脐与下方耻骨连线的下 3/5 处（图 20）。

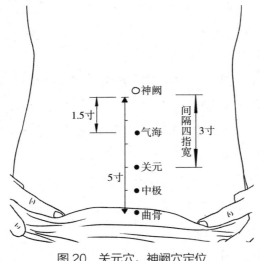

图 20　关元穴、神阙穴定位

【主治】各种肾元虚损病证，各种泌尿生殖系病证，肠腑病证等。

【操作】直刺2~3cm，多用灸法，孕妇慎用。

注：关元为关藏元阴元阳之所，可以治疗肾元不足的各种病证，故可称之为先天之本，也为妇科病要穴。关元下一寸为中极穴，主治与关元类似，多治疗泌尿生殖系实证。

16. 神阙（Shénquè，RN8）
——顽疾涌泉神（阙）

扫码看视频操作

各种顽疾可以考虑用神阙。

【释义】中医认为男女两精相搏谓之神。阙指宫门，喻要冲之地。穴当脐孔，胎儿赖此宫阙，输送营养，灌注全身，遂使胎体逐渐发育成人。此穴与神秘的生命形成相关，故名神阙。

【定位】在肚脐中央（图20）。

【主治】腹痛、腹泻等肠腑病证，虚脱、元气暴脱、过敏等各种顽疾。

【操作】一般用灸法，也可用针法，但此处容易感染，故用针必须严格消毒。

注：神阙为元气生发之地，蕴含强大潜能，故能治疗危重急症。同涌泉一样，对各种久治不愈的顽疾可考虑使用。

17. 中脘（Zhōngwǎn，RN12）
　　——后天调中脘

扫码看视频操作

　　中脘为胃之募穴、八会穴之腑穴，各种脾胃疾患要用中脘穴。

【释义】脘，胃也，中脘穴下方正对胃的中部，故名。

【定位】前正中线上，脐上4寸，脐与胸剑联合连线的中点处（图21）。

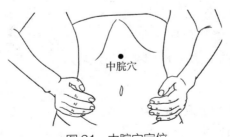

中脘穴

图21　中脘穴定位

【主治】各种脾胃病证，黄疸、四肢无力、癫狂、痰疾等。

【操作】直刺 2～3cm。

注：中脘为胃之募穴，脾胃为后天之本，故此穴极为重要。中脘深处为胃，凡是有胃溃疡、肝脾肿大者不可深刺。

18. 大椎（Dàzhuī，DU14）
——颈背刺大椎

扫码看视频操作

大椎为六条阳经的交会穴，善于治疗颈背部疾患。

【释义】本穴在第 7 颈椎棘突下凹陷处，此处脊椎较其他脊骨稍大隆起，故名大椎。

【定位】后正中线上，第 7 颈椎棘突下凹陷中，一般在颈背之间最突起的椎体之下（图22）。

【主治】发热，咳嗽、气喘等外感病证，

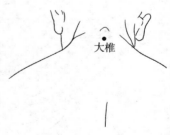

图22　大椎穴定位

癫狂、痫证等神志病证，颈椎病等项背疼痛，风疹、痤疮、疟疾等。

【操作】稍向上斜刺1～2cm，深刺时当患者有触电感或局部走窜感时不可再进针，否则会伤及脊髓，须稍稍退针后留针。本书要穴只有大椎稍有风险，深刺要谨慎！

19. 百会（Bǎihuì，DU20）
——脑病百会顶

扫码看视频操作

百会善于治疗各种头脑疾患。

【释义】百会别名"三阳五会"，意指多条经脉的交会之所。

【定位】后发际正中直上7寸，当头部正中线与两耳尖连线的交点凹陷处（图23）。

【主治】各种脑病、神志病证。头痛、眩晕、耳鸣等头面病证。

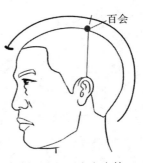

图23　百会穴定位

脱肛、阴挺、久泻等气虚下陷性病证。

【操作】平刺1~3cm，升阳举陷可用灸法，肝阳上亢可用刺血法。

注：百会古称"三阳五会"，意为多条经脉的交汇处，是治疗各种脑病的要穴。

20. 人中（水沟）(Shuǐgōu，DU26)
——昏厥掐人中

扫码看视频操作

人中善于醒脑开窍。

【释义】穴在人中沟中，人中沟形似水沟，故名人中或水沟。

【定位】在人中沟的上1/3与下2/3交点处（图24）。

【主治】昏迷、晕厥、休克、呼吸衰竭等急危重证，为急救要穴。癔病、癫狂等神志病证，面部虚肿、口歪等面鼻口部病

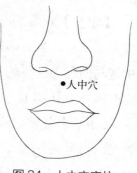

图24 人中穴定位

证，闪挫腰痛等。

【操作】向上斜刺 0.6～1cm，或用指甲掐按。

21. 阿是穴——酸痛取阿是

扫码看视频操作

阿是穴善于治疗各种疼痛症。

阿是穴以病痛局部或病痛的反应点（有酸、麻、胀、痛、重或斑点、色变、硬变、肿胀等现象）作为穴位的一类腧穴。在古代，也有叫"不定穴"和"天应穴"的；近代，因患部或非患部有敏感现象或阳性反应点，所以又有"敏感点""反应点"之称。

阿是穴的含义是由《内经》"以痛为输"发展而来的，但"阿是"这一名称首见于《千金要方》。唐代孙思邈在《千金要方》里提及："有阿是之法，言人有病痛，即令捏其上，若里（果）当其处，不问孔穴，即得便快或痛处，即云阿是，灸刺皆验，故云阿是穴也。""阿是"的意思有二种说法，一，"啊"就是痛的意思，因为按到痛处，病人会叫"啊"声，"是"就是是这里的意思；另一个说法，"阿是"是吴语"是不是"的意思，就是问是不是这里痛的意思。

阿是穴在临床上有广泛的运用，常配合其他穴位一起运用，也有单独运用即起到立竿见影的效果。国外广泛流行的干针疗法、激痛点（trigger point）疗法，实际上就是阿是穴疗法。要注意，阿是穴不仅仅是指压痛点，凡是有异常反应的部位，只要针灸后有效果，都可称之为阿是穴。这些有异常反应的部位，可以在患处，也可以在远离病灶的地方，还可以在经穴上。

总之，阿是穴是治疗许多病证最简便易用的穴位。

火针、温针、梅花针

除了毫针外，有些疾病治疗还涉及火针、温针、梅花针，这里简单介绍一下。

1. 火针疗法

火针疗法就是指将特制的针具用火烧红针体后，按一定刺法瞬间刺入腧穴或特定部位的治疗方法。其借助火力和温热刺激，通过温阳扶正、祛寒散邪、疏通气血而达到治疗目的，属于温通疗法的范围。除了用专门的火针针具外，也可以用较粗毫针烧红针之，只是普通毫针不能反复使用，只能一次性使用。火针操作需要一定时间的练习，其操作要点在于"稳、准、快"。

火针最常用的是"点刺法"，就是用火烧红针体后，迅速点刺所针部位。如果所点部位不准，只好再次点刺。如果不能快进快出，则患者痛感较大，且皮肤留下较大烧灼痕迹；反之，速度快，皮肤只留下轻微红点，甚至不留痕迹。火针点针刺的深度一般较浅，1～3mm，也就是只刺到皮肤或皮下，特别是初学者，宜浅不宜深。

火针刺后要注意局部皮肤保持洁净，当天不能着水，针刺较深者，24小时不能着水洗澡。

2. 温针

这里指"温针灸"，它具有针刺和艾灸的双重作用。温针灸是将艾炷插到针尾上，然后在靠近针尖的一端点燃直至烧完，根据病情，可再放一个艾炷燃烧。艾炷与皮肤的距离，一般在4cm以上，让温针处皮肤有温暖的感觉即可，太近可能会烧伤皮肤，要考虑到艾炷可能随时会脱落针体，必须做好相应的防护措施。

3. 梅花针

梅花针又称"皮肤针""七星针"，是由多支短针组成的，用来扣刺人体一定部位的一种针具。梅花针的针柄一般长15～19cm。针头附有莲蓬状的针盘，针盘下面散嵌着不锈钢短针。根据所嵌短针数目的不同，可分别称为"梅花针"（5支针）、"七星针"（7支针）、"罗汉针"（18支针）等，针灸器具商店一般有售。

梅花针通过叩刺人体皮部，能激发经络功能，调整脏腑气血，促进局部血液循环。梅花针叩刺后要注意局部皮肤保持洁净，当天不能着水，出血较多者，24小时不能着水洗澡。

以上针法皮肤的消毒，原则上同毫针刺法。

常见病证自己扎

本书所介绍的病证以大家熟知的西医病名和常见症状为主，治疗选穴基本限定在常用要穴之内（个别疾病有特效穴的则不限），其他腧穴对该病证有较大治疗价值，但不在20个要穴之内的则作为备用穴，供水平较高的操作者选用。本书所列穴位处方，如不特别说明，则为双侧取穴，而患侧穴位针刺手法的刺激量一般大于健侧穴位，部分疾病也可只取患侧穴位，效果不佳时再加健侧穴位。

1. 感冒

扫码看视频操作

感冒是以恶寒、或伴发热、鼻塞、流涕、喷嚏、咳嗽、头痛、全身不适为主症的外感病。包括普通感冒和流感，流感的症状重，多有发热，有传染性，这里处方治疗不再区分。

【处方】主穴：合谷，列缺，足三里。配穴：发热加曲池、大椎。

【刺法】常规刺法。大椎穴在两个椎体之间刺1~2.6cm，深刺时当患者有触电感或局部走窜感时不可再进针，否则会伤及脊髓，须稍稍退针后留针，针刺较深时有走窜感效果较好。大椎或刺出血后拔罐，拔出一些血为好。

【备用穴】头痛加太阳、印堂，或风池（朝鼻尖以下刺2~3cm，不可朝内上方向深刺）；恶寒加外关；鼻塞、喷嚏加迎香、印堂；咳嗽加天突；发烧、咽痛用少商，或耳尖刺血数滴。

【小经验】针灸治疗感冒有较好疗效，可明显缩短疗程。感冒期间要注意休息，多饮温水，饮食宜清淡。普通感冒单纯针灸即可，流感重症需配合其他疗法。

2. 头痛

头痛是临床常见症状，引起的原因十分广泛。常见的头痛类型有：偏

扫码看视频操作

头痛，紧张型头痛，头颅外伤引起的头痛，血管疾病性头痛，颅内血管性疾病引起的头痛，非颅脑感染引起的头痛，代谢性疾病引起的头痛，眼、耳、鼻、口腔、颜面或头颅其他疾患引起的头痛或面部痛，颅神经痛，以及颈源性头痛等。中医常分为以下几个证型。

①外感头痛：头痛阵作，连及项背，痛无定处，或伴恶寒发热，舌淡、苔白，脉浮。

②肝阳上亢：头痛而胀，或抽掣而痛。痛时常有烘热，面红目赤，耳鸣如蝉，心烦口干。舌红，苔黄，脉弦。

③痰浊上扰：头痛胀重，或兼目眩。胸闷脘胀，恶心食少，痰多黏白。舌苔白腻，脉弦滑。

④瘀阻脑络：头痛反复，经久不愈，痛处固定，痛如锥刺。舌紫暗或有瘀斑，苔薄白，脉细弦或细涩。

⑤气血亏虚：头痛绵绵。两目畏光，午后更甚，神疲乏力，面色不华，心悸寐少。舌淡，苔薄，脉弱。

⑥肝肾阴虚：头痛眩晕，时轻时重。视物模糊，

五心烦热，口干，腰酸腿软。舌红少苔，脉细弦。

【处方】主穴：阿是穴，百会，合谷，列缺。配穴：肝阳上亢加太冲，痰浊上扰加丰隆，气血亏虚加足三里，肝肾阴虚加三阴交。

【刺法】常规刺法，瘀阻脑络型和肝阳上亢型阿是穴放血。

【备用穴】外感头痛加太阳、外关，肝阳上亢可加太溪，痰浊上扰可加中脘、内关、公孙，瘀阻脑络加血海、膈俞，气血亏虚加心俞、脾俞，肝肾阴虚加肾俞、太溪。颠顶痛加四神聪、太冲，前头痛加上星、头维，侧头痛加丝竹空、率谷、风池（朝鼻尖以下刺2~3cm，不可朝内上方向深刺）、外关、侠溪，后头痛加天柱、后溪、昆仑等。

【小经验】

①头痛宜采用远近结合的选穴方法。局部刺阿是穴和邻近经穴；远道刺痛处所过经络上的穴位，即所谓的"经络所过，主治所及"，如头顶痛，经络学说认为肝经上达颠顶，因此可以取足部的肝经原穴太冲，这就是中医的"上病下治"。

②实证头痛宜用火针在阿是穴点刺放血，出血

量根据病情来定，疼甚、热甚、痼疾宜多出血，反之则少放血。虚实夹杂或虚证夹瘀也可放血，单纯虚证一般不要出血。

③头痛是一种症状，引起的原因纷繁复杂，应查明病因，治疗原发性疾病。对神经精神类因素引起的头痛，平时的精神调理、体育锻炼十分重要，要学会放松，保持心情愉快，避免不良情绪和紧张状态的积累。生活保持规律，戒烟限酒也有助于预防头痛的发生。

3. 眩晕

眩晕以头晕目眩，视物运转为主要表现。中医认为由肝阳上扰、痰瘀内阻等导致脑窍失养，脑髓不充所致。多见于内耳性眩晕、颈椎病、椎－基底动脉系统血管病，以及高血压病、脑动脉硬化、贫血等。

扫码看视频操作

【处方】主穴：百会，合谷，内关。配穴：肝阳上扰或高血压所致加太冲，痰浊上蒙加中脘、丰隆，气血亏虚加足三里，肝肾阴虚加三阴交，颈椎病所致眩晕加列缺、大椎。

【刺法】常规刺法。大椎穴在两个椎体之间刺1～2cm，深刺时当患者有触电感或局部走窜感时不可再进针，否则会伤及脊髓，须稍稍退针后留针。大椎或刺出血后拔罐，拔出一些血为好。

【备用穴】肝阳上扰加太阳、太冲、风池（朝鼻尖以下刺2～3cm，不可朝内上方向深刺），痰浊上蒙加中脘、丰隆、阴陵泉，气血亏虚加心俞、脾俞、足三里，肝肾阴虚加肾俞、太溪。耳性眩晕加听宫、风池。

【小经验】引起眩晕的疾病不少，应加以辨别，针对性地治疗。如颈椎病引起的眩晕，后头、颈部的穴位要多选一些；耳疾引起的眩晕，耳部穴要多取几个；高血压引起的首先要降压治疗，并针对引起血压升高的原因进行调治，常采用头部放血和针刺肢体穴位相结合的方法；体质虚弱引起的眩晕要进行调补，常用腹部任脉穴、背俞穴和足三里等有强壮作用的穴位。

眩晕患者应保持心情舒畅。发作时患者应卧床休息，室内宜安静，空气要通畅，光线尽量暗些。

饮食宜清淡，避免刺激性食物及烟酒。发作间歇期患者不宜单独外出，以防晕倒事故。眩晕由颈椎病引起者，睡眠时要选用合适的枕头，避免长期低头工作。眩晕由高血压、动脉硬化引起者，要经常测量血压，保持血压稳定，控制好血脂。

4. 面瘫

面瘫是以口、眼向一侧歪斜为主要表现的病证，又称为"口眼㖞斜"。

扫码看视频操作

本病相当于西医学的周围性面神经麻痹，最常见于贝尔氏麻痹，即半边脸的表情肌麻痹、瘫痪，患侧耳后疼痛，额纹消失或变浅，眼裂变大，露睛流泪，鼻唇沟变浅，口角下垂歪向健侧，病侧皱眉、蹙额、闭目、露齿、鼓颊均有困难。部分患者还可出现患侧舌前 2/3 味觉减退或消失，听觉过敏，视物模糊等症。本节治疗只针对单纯性周围性面神经麻痹，多由体虚状态下受凉所致，这类面瘫可以自己治疗，而由脑血管等病引起的中枢性面瘫、外伤性面瘫、带状疱疹病毒所致的面瘫一般需要专科医生来治疗。

【处方】主穴：合谷，列缺，三阴交，太冲。配穴：体虚者加足三里、百会，风热型加大椎、曲池。

【刺法】中等刺激，体虚者轻刺激手法。

【备用穴】地仓透刺颊车、后溪、翳风（医风）、丝竹空、攒竹、四白、阳白、牵正、下关、颧髎、迎香、太阳、头维。风寒型加灸，风热型加耳尖（刺血），虚风内动型加膈俞、肝俞、脾俞、肾俞。以上面部穴位每次酌情选用 4~6 个。

【注意事项】急性期（7~10 日内），患侧脸部不针刺或轻针刺，主要针刺远道穴或健侧面部穴。

【小经验】实践证明，对于周围性面瘫，针灸治疗越早介入疗程越短、后遗症越少。但对于面瘫初期，患侧面部穴位宜不刺或少刺、轻刺，以免可能加重局部炎症反应。待患者进入恢复期，再逐步使用患侧面部穴位。患者急性期，症状是逐步加重的，要让病人明白这一点，以免引起不必要的误会。营养神经药穴位注射效果要比肌肉注射好。激素可用于炎症反应较重的患者，一般患者并非必要，输液治疗更是不必要。

面瘫初期的调养很重要，有三点要注意：一是休息，即首先要保证患者充足的休息，防止体劳、心劳、房劳。二是保暖，患部不能受凉，风寒天气外出要带口罩。三是饮食，不能食辛辣刺激之物，忌烟酒。这三点做不好，将会严重影响疗效、延长疗程。这三点注意要贯彻整个面瘫治疗过程，尤以初期更为重要。

5. 面肌痉挛

扫码看视频操作

面肌痉挛是以阵发性、不规则的一侧面部肌肉不自主抽搐为特点的疾病，中医称之为"面眮"。初起多为眼轮匝肌阵发性痉挛，逐渐扩散到一侧面部、眼睑和口角，痉挛范围不超过面神经支配区。少数患者阵发性痉挛发作时，伴有面部轻微疼痛。晚期可出现肌无力、肌萎缩和肌瘫痪。

【处方】主穴：百会，阿是穴，合谷，内关，三阴交，太冲。配穴：体虚者加足三里，痰热型加曲池、丰隆。

【刺法】轻刺激手法。

【备用穴】神庭、本神、风池、翳风、丝竹空、攒竹、四白、阳白、下关、颧髎、迎香、太阳、头维、地仓。肝热型加耳尖（刺血），虚风内动型加膈俞、肝俞、脾俞、肾俞。以上面部穴位每次酌情选用 4～6 个。

【小经验】面肌痉挛为难治性疾病，一般面部穴位要轻刺激，非局部穴可轻中度刺激，可配合穴位注射营养神经药，顽固者加火针治疗。

本病与精神紧张或体质虚弱有关，要注意调节心理状态和增强体质。本病病因多不明，久治不愈的患者应该进行头颅核磁检查，以排除脑部疾患。

6. 三叉神经痛

扫码看视频操作

三叉神经痛中医称为"面痛"，是指在三叉神经分布区域内出现的阵发性电击样剧烈疼痛，历时数秒或数分钟，间歇期无症状。病程呈周期性发作，疼痛可自发，也可因刺激扳机点引起。中医认为多因感受风寒、痰火之邪及阳明胃热所致，而以风邪为主。

【处方】主穴：合谷，阿是穴，三阴交，太冲。配穴：体虚者加足三里，风热阻络加曲池、支沟、丰隆。

【刺法】中强刺激手法，痛点可用火针点刺。

【备用穴】下关、听宫、翳风、三间。风寒袭络加风池，风热阻络加外关、内庭，气滞血瘀加内关、膈俞。

【小经验】

①三叉神经痛为难治性疾病，局部用火针点刺较好，火针点刺阿是穴可直达病所，有很强的通络止痛作用，且作用时间较长。

②可配合穴位注射营养神经药。

③多种临近三叉神经的肿瘤可导致三叉神经痛，有的三叉神经痛早期被误诊为牙痛，故对三叉神经痛应注意鉴别诊断。对治疗效果不好的患者应该进行头颅核磁检查，以排除脑部疾患。

④三叉神经痛发作期间应注意休息，不吃刺激性食物和烟酒，保持乐观情绪和生活规律，这些有助于疾病的恢复。

7. 失眠

扫码看视频操作

失眠，中医亦称"不寐"，是指经常入睡时间不够或睡眠不熟的一种疾病。轻者难以入睡，或睡中易醒，时寐时醒；重者彻夜不眠。

【处方】主穴：百会，内关，合谷，三阴交。配穴：肝火、肝阳上亢加太冲、涌泉，痰热型加曲池、丰隆，体虚者加足三里，脾胃失调加中脘、足三里。

【刺法】轻刺激手法。

【备用穴】四神聪、安眠、神门。肝郁化火加大陵、行间，阴虚火旺加心俞、肾俞、照海，心脾两虚加心俞、脾俞、足三里，心胆气虚加心俞、胆俞、丘墟。

【小经验】失眠症多由心肾不交、脾胃失调或气血亏虚所致，火盛于上是主要病机，不论实火、虚火，四神聪宜用火针点刺出血，实火出血不必止血，待其自止；虚火出血只需数滴。也可点刺神庭、本神穴，或与四神聪交替使用。上热下寒者，也可用火针点刺三阴交、涌泉，或用灸法。失眠用耳穴治疗也有较好效果，常用神门、皮质下、心、肝、脾等穴。

失眠症可由多种原因导致，我们要分析原因，其中社会心理因素所致的失眠，有赖于树立正确的人生观和健康心理素质的培养，有赖于对不良情绪的排遣技巧和压力释放技巧，这些不是单靠药物和针灸所能解决的，所谓"心病还得心药治"。严重疾病影响所致的失眠需要通过治疗原发疾病来解决。体育锻炼是调节身心平衡、治疗失眠的重要方法，另外某些食品也有助于改善睡眠质量。

8. 咳嗽

扫码看视频操作

咳嗽是人体清除呼吸道内分泌物或异物的保护性呼吸反射动作。中医认为是邪客肺系，肺失宣肃，肺气不清所致，以咳嗽、咯痰为主要症状，见于急、慢性支气管炎、上呼吸道感染、咽喉炎、肺炎、支气管扩张、肺结核等病证。

【处方】主穴：合谷，列缺。配穴：体虚加足三里，痰多加中脘、丰隆，阴虚干咳加三阴交，肝火加太冲。

【刺法】轻刺激手法。

【备用穴】主穴取天突，肺俞。风寒袭肺者配风门（加灸法或拔火罐），风热犯肺者配曲池、大椎，燥邪伤肺者配尺泽、鱼际，痰热壅肺者配少商、商阳，痰湿蕴肺者配丰隆，肺阴亏虚者配照海。

【小经验】火针点刺天突穴有较好疗效，火针直刺点入，连续刺 3～5 下，深度以人体胖瘦来定，点到靠近气管外壁为止。年龄大的患者，因血管较脆，容易出血，故不要点到气管壁上，深度较年轻者浅。

咳嗽是多种疾病的共有症状，临床要根据不同病因分别处理。对可能由肺癌、肺结核等严重疾病引起的咳嗽要提高警惕，及早查明。对长期反复的咳嗽，呼吸道黏膜已受到较大损伤，轻微不良刺激即可引起咳嗽，平时应把重点放在对呼吸道黏膜的保护、修复和功能的恢复上。如对证服用中药，维生素 AD 胶丸也有利于内膜的修复。多喝水，保持室内空气一定的湿度，可使纤毛运动功能改善，痰液变稀，利于排出。保持空气新鲜，不去灰尘过多的地方。戒烟、戒酒，少进辛辣刺激食品，减少理化刺激因素可帮助呼吸道内膜功能的恢复。

9. 哮喘

扫码看视频操作

哮为喉中鸣息有声，喘为呼吸气促困难，二者兼有称为哮喘。哮病系宿痰伏肺，因外邪、饮食、情志、劳倦等因素，致气滞痰阻，气道挛急、狭窄而发病。以发作性喉中哮鸣有声、呼吸困难，甚则喘息不得平卧为主要表现，相当于支气管哮喘、喘息性支气管炎。喘病是因久患肺系疾病或他脏病变影响，致肺气上逆，肃降无权，出现气短喘促，呼吸困难，甚则张口抬肩，不能平卧等症，多见于阻塞性肺气肿、肺原性心脏病、心肺功能不全等。

【处方】主穴：合谷，列缺，丰隆。配穴：体虚加足三里，痰多加中脘，肝火加太冲，久病不愈加涌泉。

【刺法】中、强刺激手法。

【备用穴】天突，定喘，肺俞，翳风，素髎。寒证加大椎、风门，热证加尺泽、鱼际，肺气亏虚加太渊，脾气亏虚加中脘、足三里，肾气亏虚加太溪、肾俞、命门。

【小经验】

①哮喘严重发作时要用强刺激手法，常可即刻缓解症状；病情缓解期，则用轻刺激手法，坚持针刺治疗，必能减少发作。

②针刺天突穴时，要充分暴露穴位，头仰靠位或仰卧位。先直刺进针约0.4cm，然后将针尖转向下方，紧靠胸骨柄后方刺入2cm左右，或沿着气管前往下刺3cm左右，一般不作提插手法，可稍捻转，微微得气即可。针刺天突穴时要沿任脉方向刺，不可左右偏歪，以免刺到肺脏；留针时要嘱患者颈部不可随意转动，体位不可变换，以免针尖改变方向。

③过敏和感染是引发哮喘的主要因素。30%～40%的支气管哮喘者可查出过敏原，因此积极查出过敏原，采取针对性的防治措施具有重要

意义。感冒和上呼吸道感染是哮喘发病最常见的诱因，因此要积极防治外感，流感流行季节，尽量少到人群中去，大量出汗不要突然脱衣，以防受凉，注意随季节改变增减衣服，老年人可注射流感疫苗，以减少流感感染几率。加强身体锻炼，增强机体的抵抗力也十分重要，但运动量要根据自己的身体情况量力而行，不可过劳。其他如戒烟，避免异常气味刺激，保持乐观情绪均是预防哮喘发病的重要措施。

10. 呃逆、呕吐

扫码看视频操作　扫码看视频操作

呃逆是指胃气上逆动膈，气逆上冲，出于喉间，呃呃连声，声短而频，不能自制的一种病证，西医学中的单纯性膈肌痉挛即属呃逆范畴。呕吐系因胃失和降，胃气上逆，而出现以胃内容物从口吐出为主要临床表现的病证。两者中医病机类似，故一并叙述。

【处方】主穴：内关，中脘，足三里。配穴：痰多加丰隆，肝火加太冲。

【刺法】轻刺激手法。

【备用穴】寒邪犯胃者配合谷、内关透外关，食滞胃肠者配下脘、天枢，痰饮停胃者配膻中、丰隆、公孙，肝气犯胃者配膻中、期门、太冲，脾胃虚寒者配脾俞、胃俞、公孙，胃阴亏虚者配三阴交、金津、玉液。

【小经验】

①呃逆时有一些简单的方法可能对止呃有帮助，如深掐扶突穴（喉结旁开3寸）；指甲切按攒竹穴（眉头处）；反复憋气；干吃一匙糖；咀嚼并吞咽干面包；喝一小汤匙醋；用力拉舌头，以棉花棒刺激上颚硬部和软部的交接处；深吸一口气然后做五个引体向上；憋住一口气连续做20个以上的俯卧撑后直立深呼吸5次等。

②寒证呃逆、呕吐针刺要稍深，热证稍浅。虚证患者可用温针灸，虚证呃逆疗程可能较长，应跟病人做好解释工作。有胃溃疡者中脘穴不得深刺，肝脾肿大至中脘穴处者，中脘穴禁针；寒甚者除前述情况者外中脘可深刺。

③针灸止呕效果较好，对化疗后引起的呕吐及虚证呕吐起效稍慢，症状重者需配合药物治疗。

④引起呕吐的原因种类繁多，要查明原因，及时处理。如肠梗阻等急腹症，以及中毒、脑瘤、心肌梗死等急重病均可出现呕吐，要及时治疗原发病。

11. 胃痛

胃痛，又称胃脘痛，指胃脘部近心窝处的经常性疼痛。急慢性胃炎、消化性溃疡、胃神经官能症、胃痉挛等，均可导致胃痛。

扫码看视频操作

【处方】主穴：中脘，足三里。配穴：生气所致加内关，肝火加太冲，胆病加阳陵泉。

【刺法】中刺激手法。

【备用穴】脾胃湿热加阴陵泉，胃中有灼热感加内庭，痛甚加梁丘，气滞重者加膻中，瘀阻胃络加膈俞、肝俞，便血者加血海，胃阴亏虚加三阴交、照海，脾胃虚寒加下脘、关元、脾俞、胃俞等。

【小经验】

①寒证胃痛针刺要稍深，热证稍浅。

②有胃溃疡者中脘穴不得深刺，肝脾肿大至中脘穴处者，中脘穴禁针；寒甚者除前述情况者外中脘可深刺，或用火针。

③患者平素要饮食清淡，减少烟酒和辛辣刺激性食物；生活规律，注意劳逸结合，保持轻松、乐观的情绪。

④本病宜及早做胃镜检查以明确诊断，要注意排除恶性肿瘤和邻近脏器的疾病。

12. 胃下垂

扫码看视频操作

胃下垂，是指站立时，胃的下缘达盆腔，胃小弯弧线最低点降至髂嵴连线以下。轻度胃下垂多无症状，中度以上者常出现腹胀、腹痛、恶心等腹部不适的症状。胃下垂相当于中医的"胃缓"。

【处方】主穴：百会，中脘，足三里。配穴：易生气者加内关，肝火加太冲，脾胃虚弱加三阴交。

【刺法】中刺激手法。

【备用穴】脾俞，胃俞。肝胃不和加期门、天枢，脾虚痰阻加丰隆、三阴交，气郁化火加内庭、照海，气滞血瘀加阿是穴、血海。

【小经验】治疗胃下垂，自我保养也很重要。

①加强锻炼，增强体质。应适当参加体育活动，特别是能增加腹肌肌力的运动，不仅能增强体质，又能使胃肠道分泌和蠕动增强，促进食欲，改善消化及吸收过程。锻炼频度和时间应根据自己的身体状况量力而行，以不感到紧张和过分疲劳为宜。锻炼后若感到精神振奋，食欲增加，睡眠良好，说明运动量是适当的。

②重视饮食调养，应定时定量，少食多餐，细嚼慢咽。每次吃七八成饱，饭后适当卧床休息片刻，以减轻胃的负担。要节制生冷及不易消化的食物。炒菜做汤时，可适当加些葱、姜、肉桂、小茴香、胡椒粉等调料，以鼓舞胃气。

13. 胁痛

扫码看视频操作

胁痛是以一侧或两侧胁肋部疼痛为主要表现的病证。古又称"胁肋痛""季胁痛"或"胁下痛"。胁指侧胸部，是腋以下至第12肋骨部的统称。西医的肝胆疾患、干性胸膜炎、肋间神经痛、肝脾肿大等病，以胁痛为主要表现者，均可参照本篇治疗。

【处方】主穴：支沟，阳陵泉，阿是穴。配穴：肝气郁结加内关、太冲，带状疱疹加曲池，湿热加曲池、三阴交。

【刺法】中、强刺激手法。

【备用穴】丘墟，期门。瘀血阻络加膈俞、血海，肝胆湿热加阴陵泉，肝阴不足加肝俞、太溪。

【小经验】

①火针点刺胁部痛点有较好疗效，或用梅花针局部扣刺。针刺时要注意避开血管，不可过深。

②胁痛可由多种疾病导致，应查明病因，针对性治疗。对于神经痛、闪挫类、带状疱疹急性期引

起的胁痛，针灸取效迅速，而对于胸膜病变、肝胆疾患所致的胁痛，治疗时间较长，可配合其他方法合用。

③胁痛患者要保持心情舒畅，尽量减少不良的精神刺激。注意休息，忌食辛辣甘甜滋腻之品。

14. 痛风

扫码看视频操作

痛风系由湿浊瘀阻、留滞关节经络，气血不畅所致，以趾、指等关节红肿疼痛，或伴发热等为主要临床表现。西医认为，痛风是人体内嘌呤物质的新陈代谢发生紊乱，尿酸的合成增加或排出减少，造成高尿酸血症，血尿酸浓度过高时，尿酸以钠盐的形式沉积在关节、软骨和肾脏中，从而引起组织的炎性反应。

【处方】主穴：阿是穴，太冲，三阴交。配穴：瘀热加委中，痰浊加丰隆。

【刺法】中、强刺激手法，阿是穴、委中刺血。

【备用穴】行间，内庭，陷谷。湿热蕴结加丘墟、大都、太白，瘀热阻滞加血海，湿邪阻滞加阴陵泉，肝肾阴虚加太溪。

【小经验】

①局部痛点、委中刺血，最好用火针点刺。火针点刺阿是穴和经穴每穴出血量要尽量多些，这样疗效会高些，最好能到 10mL 以上，但一般不超过 30mL。针刺深者，要严格保持针眼局部洁净，24 小时内不要着水。

②痛风可以由饮食，天气变化如温度气压突变，外伤等多方面因素引发，特别是高嘌呤食物，大量饮酒是引发痛风的主要原因。高嘌呤的食物有动物内脏、深颜色的肉类、西式浓肉汤、牛素、鸡精、海鲜、鹅肉、部分野生动物，以及硬壳果如花生、腰果等，菜花类、豆苗、笋、豆类、植物幼芽部分一般嘌呤含量中等，也不可多食。

15. 腹痛

扫码看视频操作

腹痛是指由于各种原因引起的腹腔内外脏器的病变，而表现为腹部的疼痛。腹痛可分为急性与慢性两类，病因极为繁多，包括炎症、肿瘤、出血、梗阻、穿孔、创伤及功能障碍等。本篇治疗主要针对功能性和轻度炎症类疾患。

【处方】主穴：阿是穴，中脘，神阙，关元，足三里。配穴：气滞加内关、太冲，湿热加阳陵泉、丰隆。

【刺法】中刺激手法。神阙穴（肚脐）用艾灸盒熏烤。

【备用穴】寒邪内阻加公孙，中虚脏寒加气海、脾俞、胃俞，血瘀加膻中、血海，湿热积滞加天枢、阴陵泉、内庭。

【小经验】

①腹部刺穴一般不要穿透腹壁，平均深度不超过2cm。

②针灸对功能性和轻度炎症类疾患引起的腹痛有迅速的缓解作用。若针后疼痛没有明显缓解，或伴有腹肌紧张、反跳痛、发热、呕吐、腹泻者要及早到医院检查治疗。

16. 腹泻

扫码看视频操作

腹泻系因感受外邪，或饮食内伤，致脾失健运，传导失司，以大便次数增多，质稀溏或如水样为主要表现的病证。相当于西医学急、慢性肠炎或肠功能紊乱等疾病。

【处方】主穴：天枢，足三里。配穴：湿热加曲池、阳陵泉，肝郁气滞加太冲，脾虚加三阴交，肾虚加关元，久泻加神阙。

【刺法】中刺激手法。神阙穴（肚脐）用艾灸盒熏烤。

【备用穴】长强，阴陵泉。寒湿困脾加水分、神阙，肠道湿热加内庭，食滞胃肠加上巨虚、公孙，肾阳亏虚加肾俞、命门。

【小经验】

①腹部刺穴一般不要穿透腹壁，平均深度不超过2cm。用火针点刺脐周穴位，或神阙穴用隔姜灸等灸法治疗慢性腹泻有较好疗效。

②腹泻发病初期，饮食应以能保证营养而又不

加重胃肠道负担为原则，一般宜选择清淡的流质饮食，如浓米汤、淡果汁和面汤等。恶心呕吐者要暂时禁食，脱水过多者需要输液治疗，注意水、电解质的平衡。缓解期排便次数减少后可进食少油的肉汤、牛奶、豆浆、蛋花汤、蔬菜汁等流质饮食。以后逐渐进清淡、少油、少渣的半流质饮食乃至正常饮食。严重的急性腹泻和慢性腹泻要查明病因，特别要注意排除肿瘤、结核等恶性病变。

17. 便秘

扫码看视频操作

便秘系因气阴不足，或燥热内结，腑气不畅所致，以排便间隔时间延长，大便干结难解为主要临床表现的病证。这里主要指功能性便秘。

【处方】主穴：天枢，支沟，足三里，阳陵泉，丰隆。配穴：气滞加内关、中脘，肾虚加关元。

【刺法】中强刺激手法。天枢穴深刺要慢进针，严重肝脾肿大、肠粘连、肠梗阻患者腹部不可深刺。

【备用穴】肠道实热加曲池、内庭，肠道气滞加气海，阴虚肠燥加照海，直肠疾病加长强、承山。

【小经验】

①天枢穴深刺效果较好，深度可达3寸左右，但进针要缓慢，这样针下小肠碰到异物时会自动避开，否则会伤及肠壁，重者会导致肠穿孔。若因某些情况肠子不会移动了，如肠粘连、肠麻痹等，这时就不能深刺了。

②便秘多由不良生活习惯所导致，因此养成良好的生活习惯是防止便秘的最好方法。首先是通过饮食调节来防治大便秘结，主食不要太精过细，要注意吃些粗粮和杂粮，因为它们消化后残渣多，可以增加对肠管的刺激量，利于大便运行；副食要注意多食含纤维素多的蔬菜，因为纤维素不易被消化吸收，残渣量多，可增加肠管内的容积，提高肠管内压力，增加肠蠕动。多喝水可预防大便干燥，晨起后喝一杯温水有轻度通便作用。多食含脂肪多的食品也有利于通便，但要注意避免高血脂。其次要养成良好的定时排便习惯，如果经常拖延和改变大便时间，可使排便反射减弱，引起便秘。最后要积极锻炼身体，适当的文体活动等可使胃肠活动增强，

膈肌、腹肌、肛门肌也可得到锻炼，这样就提高了排便动力。

18. 尿路感染

临床以小便频急，淋沥不尽，尿道涩痛，小腹拘急，甚者痛引腰腹为主要表现，中医称为淋证。泌尿系结石、急慢性前列腺炎、乳糜尿等可参照本篇治疗。

【处方】主穴：关元，中极，三阴交。

【刺法】中强刺激手法。排空小便后再针刺。

【备用穴】中极、阴陵泉、膀胱俞。热证加大赫、行间，结石加京门、委阳、然谷、中封，尿血加血海、隐白，乳糜尿加肾俞、水泉，遇劳则发加肾俞、足三里。

【小经验】

①新病针浅，久病针深，症重者加用火针点刺，虚证可加灸。

②老年妇女本病比较顽固，症状消失后仍需巩固治疗一段时间，以防病情反复。

③本病的预防十分重要。平时要锻炼身体增强体质，防止情志内伤。防止和消除各种外邪入侵和湿热内生的有关因素，如忍尿、过食肥甘辛辣之品、纵欲过劳、外阴不洁等。积极控制糖尿病。治疗期间多饮水，禁房事，注意休息，有助于早日恢复健康。

19. 高血压

扫码看视频操作

高血压，是指在静息状态下动脉收缩压和（或）舒张压增高（ ≥ 140/90mmHg）。高血压病是指原发性高血压，早期可无任何症状，一般有头痛、头晕、乏力等表现，中晚期常伴有脂肪和糖代谢紊乱，以及心、脑、肾和视网膜等器官功能性或器质性改变。本病的针灸治疗可参考头痛、眩晕等病。

【处方】主穴：百会，曲池，太冲。配穴：气虚加足三里，阴虚加三阴交，阴虚阳亢加涌泉，肾虚加关元。

【刺法】中强刺激手法。关元穴排空小便后再针刺。

【备用穴】四神聪，石门，膈俞。肝火亢盛加太阳、行间，阴虚阳亢加三阴交、太溪，阴阳两虚加足三里、三阴交，痰湿壅盛加中脘、丰隆，脾肺气虚加太渊、足三里。

【小经验】

①虚证患者点刺百会、四神聪时不求出血，顺其自然；实证患者务必点刺出血。血量根据病情而定，血压高者可让出血量多，甚者让血色由暗变红再止住或等其自尽为度。

②长期紧张及不良情绪是引发高血压的主要原因，因此一定要调节好自己的情绪，对于心理压力要学会及时释放。体育运动就是释放精神压力的有效方法之一，因此要经常参加体育锻炼，以保持身心平衡。吸烟也会升高血压，大量饮酒可导致动脉硬化，加重高血压，因此高血压患者要戒烟限酒。

20. 颈椎病

颈椎病又称颈椎综合征，是颈椎

扫码看视频操作

骨关节炎、增生性颈椎炎、颈神经根综合征、颈椎间盘突出症的总称，是一种以退行性病理改变为基础的疾患。主要临床症状：一侧或双侧颈肩痛、颈僵硬、上肢无力酸痛或手麻；头痛或眩晕；耳鸣伴视力减退或视物旋转、恶心、呕吐；或肠胃功能紊乱、胸闷、心悸；或在突然转头时发生猝倒等。

【处方】主穴：大椎，阿是穴，列缺。配穴：眩晕加百会、内关，肢麻加肩髃、曲池、合谷，痰湿中阻型配中脘、丰隆、内关。

【刺法】中刺激手法。颈部可加温针灸以及烤灯。掌握好进针深度，以防伤及临近的神经、血管组织以及肺脏。

【备用穴】压痛点常在颈夹脊、肩胛内缘、肩井、天宗、曲垣、手三里、昆仑、悬钟等部位。风寒湿型加风池、天宗、外关、丰隆；气滞血瘀型配膈俞、悬钟；肝肾不足型配肝俞、肾俞、大杼；气血亏虚型配足三里、三阴交、气海。神经根型和颈型多选取落枕穴、后溪、列缺、手三里、尺泽、小海等穴位；脊髓型多选取悬钟、昆仑、足三里、阳陵泉、肾俞、大杼等穴位；椎动脉型加风池、百会、内关；交感型症状较复杂、散乱，可根据具体症状加穴。

【小经验】颈型、神经根型颈椎病针灸效果好。症状较重又不愿手术治疗的患者，特别是脊髓型颈椎病者，可短时间行保守治疗。如病情无好转，则建议手术治疗。

日常生活要注意预防颈椎病的发生，如纠正不良的体位和睡眠姿势，避免颈部外伤和受凉，加强颈部肌肉的锻炼，学会颈部保健体操，调整自我的工作、生活、心理状态，可以减少颈椎病的发生。

21. 落枕

落枕又称失枕、颈部伤筋，是指一侧项背部肌肉痉挛、酸痛、僵硬、颈部活动受限的一种疾病。

扫码看视频操作

【处方】主穴：阿是穴，列缺。

【刺法】中刺激手法，列缺持续捻针5分钟左右，同时活动颈部，直至颈部疼痛有所缓解，然后再刺局部痛点。颈部可加温针灸以及烤灯。

【备用穴】听宫，养老，手三里，悬钟。

【小经验】阿是穴为压痛最明显处或患者在颈部活动时的自觉痛点、活动阻滞点，在此点针刺，快速捻针，待疼痛缓解后，再寻找下一个痛点，如此反复，直至痛点基本消失。

22. 肩关节周围炎

扫码看视频操作

肩关节周围炎简称肩周炎，中医称之为"肩凝症"，主要临床表现为肩关节疼痛和活动受限。急性期疼痛较剧烈，可放射到颈部或上臂，夜间疼痛加重；后期可造成关节粘连，活动受限。中医又称"漏肩风""五十肩"和"冻结肩"等，肩周炎常常继发于钙化性肌腱炎、粘连性肩峰下滑囊炎、肱二头肌肌腱炎、冈上肌肌腱炎、撞击综合征、肩袖损伤撕裂等。

【处方】主穴：肩髃，阿是穴，曲池，合谷。配穴：丰隆，阳陵泉，足三里。

【刺法】中强刺激手法，可在下肢穴位强刺激，同时活动肩部，直至肩部疼痛有所缓解，然后再刺局部穴位。肩部可加温针灸以及烤灯。

【备用穴】听宫，条口。风寒湿型加风池、外关、阴陵泉，瘀滞型加血海、膈俞，气血两虚型加足三里、脾俞、关元。

【小经验】阿是穴应包括活动痛点、自觉痛点、压痛点等部位，可用火针点刺，不会用火针者，则用毫针强刺激。火针治疗该病有很好的临床疗效，特别是对于风寒湿痹型、阳气虚弱型效果更佳。但有糖尿病史的患者应慎用火针。

临床治疗该病要及时明确诊断，与颈椎病、糖尿病、肩部肿瘤、肺部肿瘤、结核等引起的肩痛，以及心、肺、胆道等疾病发生的肩部牵涉痛相鉴别，肩周炎最大的特点是肩关节活动时疼痛加重。

患病期间注意肩部保暖，同时避免肩部负重及过度劳累，患者要积极配合功能锻炼，同时对健侧肩也要积极预防本病的发生。

23. 背肌筋膜炎

背肌筋膜炎属中医"痹证"范

扫码看视频操作

畴。中医多责之于外感风寒湿邪或外伤、劳损等所致经络痹阻不通、气血凝滞不畅，不通则痛，日久则肌筋挛缩、僵硬成结。临床以肩背部疼痛、酸痛，局部肌肉变硬，有时可触及硬结或条索状物等为主要表现。

【处方】主穴：阿是穴，大椎。配穴：血瘀加委中，气血亏虚加足三里、三阴交。

【刺法】中刺激手法，背部穴位针刺注意深度，以免伤及肺脏。局部可加灸以及烤灯，有风寒湿邪者可加拔火罐。

【备用穴】大椎、至阳、膈俞、秉风、风门。

【小经验】阿是穴包括痛点、痛性结节、条索状改变组织，用火针点刺较好，不会用火针者可用梅花针扣刺。

平日进行适度锻炼，加强颈肩腰背肌功能。改变不良的工作姿势、生活习惯，如长时间伏案工作，躺在床上看电视，长时间玩电脑、打牌、打麻将等。

24. 网球肘

扫码看视频操作

网球肘，也称为肱骨外上髁炎。中医称为"肘劳"，又称为"肘痹"或"肘部伤筋"。起病较缓慢，初起时偶感劳累后肘外侧疼痛，渐进性加重，肘关节活动障碍。

【处方】主穴：曲池，阿是穴，合谷，太冲。

【刺法】中强刺激手法，局部可加温针灸以及烤灯。

【备用穴】冲阳，陷谷。风寒阻络加外关，湿热内蕴加阳陵泉透刺阴陵泉，气血亏虚加足三里、手三里等。

【小经验】局部火针治疗，或艾灸均能提高疗效。本病多因肘腕慢性劳损所致，患者平素不要使前臂过度劳累，注意休息及局部保暖。

25. 腱鞘炎

腱鞘炎常见的有桡骨茎突狭窄性腱鞘炎、手指屈肌腱鞘炎等。中医称之为"腕劳"，属"筋痹"范畴，多因感受风寒湿邪，过度劳累，跌打损伤所致。临床特点为受累肌腱疼痛、肿胀，活动受限。

【处方】主穴：阿是穴，列缺，合谷。配穴：风寒加支沟，气虚血瘀加足三里、阳陵泉。

【刺法】中刺激手法，局部可加灸以及烤灯。

【备用穴】阳溪、外关、三间等局部穴。

【小经验】本病针刺较痛，只有坚持治疗，才能取得疗效。在治疗的同时，应减轻手指的活动，使局部得到休息，患者可配合艾条灸患部或热敷。

为防止本病复发，平日做家务时，要注意手指、手腕的正确姿势，不要过度弯曲或后伸，提拿物品不要过重。另外，长期使用电脑的人，不要连续长时间操作电脑，每工作1小时左右，停下来活动手腕几分钟，运动手部肌肉，恢复血液循环；还要调节鼠标和键盘的位置，勿使手腕过于弯曲。不要频繁用手机发短信、写微博，以防止出现"鼠标手""键盘手"。

26. 腰腿痛

扫码看视频操作

腰腿痛是临床常见证候之一，临床表现为腰部或臀部及下肢部疼痛，转侧不利，坐立时不能直腰，劳累及遇寒时加重，病情严重时，疼痛剧烈，活动受限，甚至不能活动，或伴有下肢发凉，甚至肌肉萎缩。疼痛部位或在脊中，或在一侧，或两侧俱痛，或在腿部。包括西医学中慢性腰肌劳损、腰椎间盘突出症、梨状肌综合征、腰三横突综合征等疾病。腰腿痛多因扭闪外伤、慢性劳损及感受风寒湿邪所致，是临床疼痛疾病的常见症状。

【处方】主穴：阿是穴，环跳，委中。配穴：肾虚加关元。

【刺法】中刺激手法。委中可放血，有风寒湿邪者局部可加拔火罐。

【备用穴】肾俞，命门，大肠俞，腰阳关，风市，昆仑，复溜，太溪，列缺，后溪，养老，腰痛点，人中。

【小经验】

①可先在方便的穴位如列缺、后溪、养老、腰痛点等针刺，然后活动腰部，幅度由小到大，腰痛常可即刻得到一定缓解，然后再针其他局部穴位。

②腰腿痛严重，影响睡眠的可加用安神定志的穴位，如百会、内关、风池等，神宁则痛轻，即所谓"心寂则痛微"。

③腰椎病的患者宜卧硬板床，治疗期间应注意休息，患部注意保暖。不可强力举重，不可负重久行，注意避免跌、仆、闪、挫。平时注意腰腹肌的锻炼，可减少腰痛的发生。

27. 扭伤

扭伤多是由剧烈运动或负重持重时姿势不当，或不慎跌仆、牵拉和过度扭转等原因，引起某一部位的皮肉筋脉受损，以致经络不通，经气运行受阻，气血壅滞局部而成。也有源于肌肉的不适当使用或过度疲劳者。临床主要表现为损伤部位疼痛肿胀、活动受限、皮色紫青，多发于腰、踝、膝、肩、腕、肘、髋等部位。

【处方】主穴：阿是穴，对应点，患处临近穴。

【刺法】中刺激手法。新伤：取患处对侧或上下对应点针刺；旧伤：以局部阿是穴加临近要穴。针刺对应点时要活动患处。

【备用穴】腰部：肾俞，大肠俞，腰阳关。踝部：申脉，丘墟，解溪。膝部：膝眼，膝阳关，梁丘，血海，足三里；肩部：肩髃，肩髎，肩贞；肘部：曲池，小海，天井；腕部：阳溪，阳池，阳谷；髋部：环跳，秩边，承扶。

【小经验】

①患处对侧或上下对应点，即左病治右，右病治左，下病治上，上病治下。例如，左侧外踝前下方的丘墟穴处疼痛，就针右侧的丘墟穴，或针同侧腕部的阳池穴。找准痛点的对应点针刺，常可取得即刻的疗效。

②所谓"运动针疗法"，即边运针边令患者活动患部，然后再针刺局部腧穴。但必须先排除骨折、脱位、韧带断裂等情况。

③新伤局部肿胀较重时，一般不宜直接针刺患

处，以防损伤加重，可用外用药敷之，同时避免局部负重运动，待明显消肿后再针局部为好。

28. 膝关节痛

扫码看视频操作

膝关节疼痛的常见症状包括疼痛、胀痛、僵硬，上下楼梯、蹲下和站起来等动作难以完成。当气温变化大时，患者的膝部也会有明显的不适感。多见于膝关节退行性病变，又称骨关节炎、骨关节病、退行性关节病、增生性关节炎、肥大性关节炎、老年性关节炎等，是最常见的一种慢性、进展性关节疾病。

【处方】主穴：阿是穴，犊鼻，阳陵泉，足三里，曲池。配穴：瘀血加委中放血，痰湿加丰隆，疼痛较重加太冲，肾虚加关元。

【刺法】中强刺激手法。局部可加温针灸以及烤灯。

【备用穴】鹤顶，血海，梁丘，阴陵泉，曲泉。

【小经验】本病为慢性病变，只有坚持治疗，才能逐步取得疗效，若治疗一个月左右不见疗效，则需要到专科检查治疗。

平时要注意保护膝关节，特别是中老年患者。路不要走太久，当膝盖觉得不舒服时就应立即休息。不做大运动量的锻炼，如跑步、跳高、跳远。避免半蹲、全蹲或跪的姿势，避免外伤及过度劳动。不做膝关节的半屈位旋转动作，防止半月板损伤。减肥以减轻膝关节的负担。注意膝关节的保暖，可以穿戴膝套来保护膝盖。少搬重物，少穿高跟鞋，选择一双合脚的鞋子。

29. 丹毒

丹毒是急性感染性疾病，中医又称为火丹、流火。本病起病突然，恶

扫码看视频操作

寒发热，局部皮肤突然变赤，色如丹涂脂染，焮热肿胀，迅速扩大，发无定处，好发于下肢和面部。因发病部位不同，名称各异。生于下肢者称"流火"；生于头面的称"抱头火丹"；生于躯干者称"内发丹毒"，游走全身者，多发于新生儿，称"赤游丹"。相当于西医溶血性链球菌感染所致的急性网

状淋巴管炎。

【处方】主穴：阿是穴，曲池。配穴：风热毒蕴加大椎、合谷，湿热毒蕴加委中、阳陵泉。

【刺法】中强刺激手法。红肿处刺出血为宜。

【备用穴】血海，阴陵泉，内庭。

【小经验】局部刺血，可以较快缓解病情，可用火针或粗毫针，先刺患部皮下暗紫色怒张的小血管，待黑血自行溢出后，用消毒干棉球按压针孔，每次可刺4～5针。若无怒张的小血管，可在患部行散刺法，针刺点据患部面积的大小及患者耐受度而定。刺后若无出血，可辅以拔罐。根据病情轻重决定刺血量的多少，以局部黑血出尽为佳。

丹毒患者应注意休息，抬高患肢，避免过度劳累。当丹毒部位皮肤出现疼、痒不适时，不可用力挤、捏，以防加重感染。因为颜面丹毒多由鼻、咽、耳等处的病灶而引起，而下肢丹毒则多由足癣或下肢外伤引起，所以平日应积极治疗体表慢性感染病灶。要养成良好的卫生习惯，免疫功能下降或有肾性水肿的患者要注意保持皮肤的清洁和完好无损。

30. 臁疮

扫码看视频操作

下肢慢性溃疡是发生于小腿下段的慢性疮疡类疾病，中医称之为"臁疮"，也有称"老烂腿""裤口毒""裙边疮"的。多由久站或过度负重，而致小腿筋脉横解，青筋显露，瘀停脉络，久而化热，或小腿皮肤破损染毒，湿热下注而成。特点是好发于小腿下三分之一处，踝骨上9cm的内、外臁部位。溃疡发生前患部长期皮肤瘀斑、粗糙，溃烂后疮口经久不愈或虽已经收口，每易因局部损伤而复发。

【处方】主穴：阿是穴。配穴：湿热下注加曲池、阳陵泉，脾虚湿盛配用丰隆、三阴交，气虚血瘀配用委中、足三里。

【刺法】以中粗火针，速刺法，点刺溃疡中央及周围十针至数十针不等，深度2～6cm。

【备用穴】血海，阴陵泉。

【小经验】毫针对本病作用较弱，最好用火针治疗，可扶阳祛邪。初期，气血瘀滞明显的，火针速刺后，要使恶血流出，以通畅局部血脉。针后要保护创面，注意局部卫生，防止感染。体质差者，应用扶正祛邪的中药内服，可缩短疗程。

宜抬高患肢以利静脉回流，水肿减少。因该病常继发于下肢静脉曲张、栓塞性静脉炎或慢性复发性丹毒等疾病，所以平日要注意保护患肢，避免破损感染，并积极治疗原发病。

31. 足跟痛

足跟痛又名"跟痛症"，是跟部周围疼痛的总称。中医认为中老年人，肝肾不足，骨软筋弛，足跟负重过大导致跟痛。西医学认为跟痛症多因跖筋膜创伤性炎症、跟腱周围炎、跟骨滑囊炎、跟骨骨刺及跟骨下脂肪垫损伤引起，发病多与慢性劳损有关。

扫码看视频操作

【处方】主穴：阿是穴，太溪。配穴：风寒湿证加涌泉，气滞血瘀证加委中，肝肾亏虚证加三阴交。

【刺法】在足跟部仔细按压，查寻数个明显压痛点做标记。用安尔碘或 75% 酒精棉球在标记处常规消毒，用火针迅速点刺，速进疾出，针深直达骨膜。针后24小时内足部不要着水。若用毫针刺，宜针上加灸。毫针刺，每周4~5次；加火针者，每周2~3次。

【备用穴】昆仑，承山，照海。

【小经验】足跟部容易污染，应注意严格消毒和针后保洁。治疗前要尽量查明病因，排除骨折、结核、肿瘤等特殊病变。治疗期间患者应注意自我防护，减少站立和行走时间，避免过多负重，忌受风寒，常用温水泡脚，注意穿鞋适宜，或制作合适的鞋垫，以上措施可以提高治愈率及防止复发。

32. 乳腺增生

扫码看视频操作

乳腺增生中医称之为"乳癖"，是乳房部位出现大小不等、形状不同、表面光滑、推之移动、有压痛或胀痛的肿块，每因喜怒而消长，常在月经前加重，月经后缓解。西医认为本病与女性体内激素失衡，黄体酮分泌减少，雌激素相对增多有关。

【处方】主穴：阿是穴，膻中。配穴：肝郁痰凝者加内关、丰隆、太冲，月经失调者加关元、三阴交。

【刺法】阿是穴，最好用中火针，点刺乳房压痛点、增生条束状、硬结节中心及周围3～5针，一般速刺不留针，深浅视硬结深度而定；或用1寸毫针刺，方法同前，留针。膻中穴毫针沿任脉向下透刺，长度，4～6cm。配穴常规刺。

【备用穴】足三里，光明，足临泣，肝俞，肾俞，照海。

【小经验】不可未诊察到阿是穴和增生组织就轻易针刺，否则不但起不到效果，反而有可能刺伤正常的乳腺组织。针刺前先做影像学检查以排除恶性病变。

心理治疗也非常重要，不良的情绪，如过度紧张、忧虑悲伤，可造成内分泌失调，促使增生的发生和加重。故应解除各种不良的心理刺激，心理承受能力差的人更应注意。少生气，保持乐观心态有利增生早日康复。生活要有规律、劳逸结合，保持性生活和谐，可调节内分泌失调。保持大便通畅会减轻乳腺胀痛感。避免滥用避孕药及含雌激素的美容用品，不吃用雌激素喂养的鸡、牛肉，避免人流，产妇应多喂奶，能减少乳腺增生的发生。

33. 痛经

扫码看视频操作

妇女在行经前后或经期出现下腹及腰骶部疼痛，甚至剧痛难忍，伴恶心呕吐，出冷汗，并随同月经周期而发作者，称为痛经。西医学认为痛经与子宫发育不良、子宫位置前屈或后倾、子宫内膜异位及盆腔炎症有关，临床上分原发性及继发性两种。

【处方】主穴：阿是穴，关元，足三里，太冲。配穴：肝郁痰凝者加内关、丰隆，月经失调者三阴交。

【刺法】中强刺激，持续捻针至痛减，然后留针。留针 20~40 分钟。月经前 3~5 天开始治疗，连续治疗至痛经完全消失为止。

【备用穴】中极，地机，次髎。气血瘀滞配气海、血海；寒湿凝滞配三阴交、地机、命门、十七椎，可加灸；肝郁湿热配阴陵泉、足临泣；气血亏虚配脾俞、肾俞，加灸中脘；肝肾亏损配肝俞、肾俞、太溪、照海。

【小经验】

①痛经发作前及早针刺可遏制痛经的程度，针刺留针时间根据痛经程度来定，痛经症状重者留针时间长。重症痛经可用火针点刺局部。

②针灸对原发性痛经疗效显著，不仅镇痛作用快，还可改善全身症状，调整内分泌功能及月经周期，一般连续治疗数个周期可获痊愈；对继发性痛经，针灸可减轻症状，但难以单靠针灸彻底治愈。

③患者平时应注意规律生活，劳逸结合，适当营养及充足睡眠。进行体育锻炼，增强体质。经期注意卫生、保暖，避免重体力劳动、剧烈运动及精神刺激，防止受凉、冷水浴、游泳，不要过食生冷酸涩辛辣食物。

④痛经原因很多，针灸效果不佳时，应做妇科检查，明确诊断而后施治。若器质性病变较重，应配合进行相应的病因治疗，才能取得满意的效果。

34. 闭经

扫码看视频操作

闭经系因血枯精亏或气滞痰阻，导致女子年逾 18 周岁月经未至，或正常月经周期建立后，非怀孕而又停经 3 个月以上的月经病。

【处方】主穴：关元，三阴交。配穴：气血亏虚加足三里，痰湿阻滞加中脘、丰隆，内热、肝火加太冲，血寒凝滞加合谷，各穴可加灸法。

【刺法】中度刺激。除了热证，其他均可加灸法。

【备用穴】中极，归来，血海。肾气不足：取穴以背俞、任脉穴为主，主穴加肾俞、太溪。气血亏虚型：取穴以背俞穴及足太阴脾经、足阳明胃经穴为主，加脾俞、膈俞、足三里、气海。痰湿阻滞型：取穴以任脉、足阳明胃经穴为主，加膻中、中脘、气海、丰隆。阴虚内热型：取穴以足少阴肾经、背俞穴为主，加心俞、肾俞、太溪、太冲。血寒凝滞型：取穴以任、督脉为主加命门、合谷。气滞血瘀型：取穴以任脉、足厥阴肝经穴为主，加太冲。

【小经验】遇到闭经，首先要排除意外怀孕，其次要做一些妇科检查，尽量明确闭经的原因。对精神刺激、营养不良和某些内分泌失调引起的闭经针灸有较好的疗效。

35. 带下

中医认为带下病系由湿邪影响冲任，带脉失约，任脉失固，导致阴道分泌物量多或色、质、气味的异常改变。本病西医学多见于阴道炎、子宫炎、盆腔腹膜炎、盆腔结缔组织炎和输卵管卵巢炎等。

【处方】主穴：关元，三阴交。配穴：脾虚湿困者加足三里、丰隆，肝郁气滞加内关、太冲，虚寒加足三里，可灸各穴。

【刺法】中度刺激。除了热证，其他均可加灸法。每周 3 次，1 个月为 1 个疗程，连续治疗 2 个疗程，月经期停止治疗。患者自觉症状有明显改善时，治疗可改为每周 2 次，或根据病情再减为每周 1 次，直至患者痊愈。

【备用穴】中极，水道，归来，次髎。脾虚湿困者，加阴陵泉；肾阴亏虚者，加肾俞、太溪；肾阳亏虚者，加命门，可灸；湿热下注者，加子宫、阴陵泉、蠡沟。

【小经验】

①本病一般疗程较长，需要坚持治疗，加小腹部火针治疗可缩短疗程。

②带下虚证，可配合中药调补；带下实证，若有感染者，可配合针对性的抗生素治疗，但不可盲目使用抗生素。

③感虫阴痒蚀烂者，应配合阴道冲洗和栓剂等外治法。

④带下五色夹杂，如脓似血，奇臭难闻，当警惕癌变，应做必要的检查以明确诊断。

36. 子宫肌瘤

扫码看视频操作

子宫肌瘤是女性生殖器官中最常见的良性肿瘤，也是人体中常见的肿瘤之一，主要由子宫平滑肌细胞增生而形成，其中有少量结缔组织纤维仅作为一种支持组织而存在。多发于生育期妇女，在 30～50 岁女性中发病率较高。临床表现以不规则阴道出血、月经量多、经期延长、经期腹痛、腰痛、下腹部包块为主症。肌瘤大者，可出现压迫症状，如尿频、排尿困难，并可导致流产、早产、难产及不孕。根据肌瘤生长部位的不同，临床分为肌壁间肌瘤、浆膜下肌瘤、黏膜下肌瘤、子宫颈肌瘤四种。子宫肌瘤属于中医"癥瘕"范畴。

【处方】主穴：关元，阿是穴。配穴：气滞型加太冲，痰湿型加中脘、丰隆、三阴交，体虚加足三里。

【刺法】阿是穴定位尽量接近子宫肌瘤处，针下有坚硬感、触及肿块时，针刺深度可达 4cm。腹部穴位针后用艾盒灸烤 20 分钟。其余穴用毫针刺，泻法为主。每周针灸 3 次左右，连续治疗，肌瘤体积缩小一半以上后，每周针灸 1～2 次。

【备用穴】中极，水道，归来，痞根。气滞型配膻中，血瘀型配血海、照海、隐白。

【小经验】

①用火针点刺子宫肌瘤处（阿是穴）可明显提高疗效，但在没有把握，特别是有肠溃疡的情况下，火针不宜深刺，以免伤及大小肠和膀胱。本病疗程较长，需要坚持治疗。

②西医学认为，性激素代谢异常尤其是长期或大量的雌激素刺激，是子宫肌瘤发生和生长的诱因。年纪较大的女性，如果短期内肌瘤迅速增大或绝经后阴道出血，要警惕是否发生恶变。绝经后再出现的肌瘤患者也容易发生恶变。

③饮食宜多吃新鲜水果、蔬菜、海带、海蜇、蘑菇、木耳、山楂等食品，慎食羊肉、虾、蟹、鳗鱼、咸鱼、黑鱼等发物，以及生冷、辛辣、酸涩食品。禁食桂圆、红枣、阿胶、蜂王浆等热性和含激素成分的食品。

37. 卵巢囊肿

扫码看视频操作

卵巢囊肿是妇科常见病之一，可发生于任何年龄，尤见于生育妇女。临床表现为少腹部位有结块，或胀满、或疼痛，或伴有月经失调、不孕等症，属于中医学"癥瘕""肠覃"等范畴。

【处方】主穴：阿是穴，关元，三阴交。配穴：气滞型加内关、太冲，血瘀型加委中，痰湿型加足三里、丰隆，脾肾阳虚者加灸神阙、关元。

【刺法】

①尽量正确定位卵巢囊肿处（阿是穴），以较粗毫针点刺肿物的中心及二端，若用火针则速刺不留针。

②腹部穴位针后用艾盒灸烤20分钟。

③每周针灸3次左右，连续治疗，肌瘤体积缩小一半以上后，改每周针灸1~2次。

④肢体穴位可加温针灸。

⑤有肠道疾患者腹部不宜深刺。

【备用穴】天枢，中极，子宫。血瘀型加血海、照海，痰湿型加阴陵泉，脾肾阳虚者加脾俞、肾俞。

【小经验】

①针刺本病之前要排空小便，一般腹部穴位有针感即可，若针感向阴道或大腿内侧传导扩散则更佳。

②火针治疗卵巢囊肿较毫针效果好，用火针治疗卵巢囊肿时，一般主张深刺，要求达肿物体内。

③若囊肿生长较快，要考虑手术疗法。若症状较重，妇检或 B 超提示卵巢肿瘤蒂扭转者，也应考虑手术治疗。若发现恶性卵巢肿瘤者，应及早手术，术后再用中西医综合治疗。

④卵巢囊肿较易复发，因此要注意生活调理，改善卵巢囊肿发生的内在环境。如积极锻炼身体以增强体质，保持良好的心理状态，戒烟限酒，劳逸结合、规律生活等。

38. 湿疹

扫码看视频操作

湿疹又称"湿疮"，属中医的"浸淫疮""癣疥"范畴。以皮肤浸润肥厚，伴有瘙痒，病情反复发作为主要特征。据其发病部位的不同，有生于小腿的"臁疮"，生于肘窝或腘窝部的"四弯风"，生于阴囊的"绣球风"等 10 余种不同名称。目前西医对湿疹尚无特效疗法，多采用抗过敏或激素对症治疗，但是副作用大，疗效一般，而且容易反复。西医学认为湿疹是一种与变态反应有关的过敏性、炎症性皮肤病。

【处方】主穴：阿是穴，曲池，大椎，三阴交。配穴：脾虚湿困加足三里、丰隆，瘀阻加委中。

【刺法】用梅花针扣刺或火针点刺皮损处，局部或大椎处可加火罐。急性期隔日1次，慢性期每周2次。

【备用穴】血海，肺俞，背部痣点。风湿热型加风市、天枢、阴陵泉，脾虚湿困型加太白、脾俞、胃俞、阴陵泉，阴虚内热型加劳宫、膈俞、太溪、照海，风湿瘀阻型加膈俞、阴陵泉。

【小经验】

①热重者点刺任其出血，瘀重者出尽黑血、血色变红为止，虚证患者可不出血，以点刺处皮肤发红或微微见血为宜。

②湿疹较为难治，贵在坚持，一般至少要连针10次以上。

③在治疗过程中，要保持局部清洁，不可随意搔抓，不可强行剥离皮屑，以免加重皮损和造成局部感染。禁食辛辣、鱼腥、虾蟹、酒类、咖啡等刺激性饮

食，戒烟。多食富含维生素的新鲜水果、蔬菜。居所要干爽、通风。消除精神紧张因素，避免过于疲劳。

39. 粉刺

扫码看视频操作

粉刺多发于面部，以丘疹、脓疱、结节，有时可挤出白色碎米样粉汁为特征的一种皮肤病。相当于西医学的痤疮。一般认为痤疮是毛囊皮脂腺单位的慢性炎症病变，以粉刺、丘疹、脓疱、结节、囊肿及瘢痕为特征。

【处方】主穴：阿是穴，背部痣点，耳尖，大椎，曲池，合谷。配穴：湿热蕴结加足三里、三阴交，痰湿凝滞加丰隆、三阴交。

【刺法】用梅花针扣刺或细火针点刺皮损处，稍出血，有脓者放出，用消毒棉签拭净，不要挤压。或毫针刺面部常用穴。耳尖刺血，大椎、背部痣点刺血加拔火罐。每周2~3次。

【备用穴】肺经风热加少商、尺泽、风门，湿热蕴结加阴陵泉、内庭。

【小经验】对于局部的丘疹以火针点刺不宜过

深，也可以配合三棱针放血，或配合耳尖放血，术后注意保持局部洁净，防止感染。

此病生活调护颇为重要：①要保持愉快的心情和规律的生活，因为情绪不良、生活不规律会引发或加重痤疮。②要改变不良的饮食习惯，少食辛辣刺激食物，少进糖果及高脂饮食，多吃蔬菜水果，保持大便通畅，戒烟限酒，特别是不饮烈性酒，不喝浓咖啡和浓茶。③要加强锻炼，多做一些有氧运动，以加快血液循环，促使体内的废物及时排出体外，使皮肤在不断的出汗过程中保持毛孔通畅，运动后应及时加以清洗。④要注意局部护理，尤其不要随意挤压皮疹，以免造成毁容性改变，保持面部清洁。油性皮肤用碱性稍大的香皂，干性皮肤用碱性低些的香皂或洗面乳。有脓疱或囊肿洗脸时不要过于用力，以免使皮损破溃。

40. 带状疱疹

带状疱疹中医称为"蛇丹"，又名"缠腰火丹""蛇串疮"等，是由于肝脾内蕴湿热，兼感邪毒所致。以成簇水疱沿身体一侧呈带状分布，排列宛如蛇行，且疼痛剧烈为特征的皮肤病。西医学认为本病是由病毒所致的一种急性疱疹性皮肤病。

【处方】主穴：阿是穴，支沟，阳陵泉。配穴：肝经郁热太冲、阳陵泉、曲池，脾虚湿蕴者加三阴交、足三里，气滞血瘀者加内关、曲池、委中，后遗疼痛者加内关。位于头面者加合谷，位于胸腰附近者加委中，位于下半身者加太冲。

【刺法】用梅花针扣刺或细火针点刺皮损处，稍出血，用消毒棉签拭净。或毫针围刺患处。可根据疱疹簇的大小，用合适型号的火罐吸拔，以火罐能罩住疱疹簇，使针刺点被纳入罐内为度，留罐5分钟左右，以局部皮肤轻度瘀血为度。通常可拔出少量血液、渗出液等。如果拔罐后出现血疱，可再用火针刺破，拭净。视频操作见13胁痛节。疱疹严重者可根据病情选用清热解毒消肿或祛湿收干之药水煎外敷，水疱已破者可用四黄膏外涂。

【备用穴】外关，龙眼（位于小指尺侧第2、3骨节之间，握拳于横纹尽处取穴），丘墟透照海。气滞血瘀者加期门、膻中、血海，位于头面者加中渚、内庭、风池。

【小经验】带状疱疹越早针灸治疗效果越好，疗程明显缩短，最好在发病7天之内针灸治疗，极少留有后遗症。

治疗期间应注意休息，服食易消化的饮食和保证充足的水分。禁忌油腻的食物、海鲜及蛋类，家禽也尽量不吃。局部保持洁净，防止感染。保护患处，避免碰撞摩擦。老年重症患者，尤其发生在头面部的带状疱疹，最好住院治疗，以防并发症的发生。带状疱疹是患者机体免疫力处于低下状态的表现，平时要注意锻炼身体、增强体质，或采取相应的调理措施。

41. 荨麻疹

扫码看视频操作

荨麻疹中医称为"瘾疹"，又称"风疹""游风"，其特征是皮肤上出现鲜红色或苍白瘙痒性风团，成块成片，遇风易发，故名为"风疹"，又因时隐时现而称为"瘾疹"。西医学认为荨麻疹是一种过敏性皮肤病，常见病因有食物、药物、感染、物理因素（如冷、热、日光、摩擦、压力等）、动物及植物因素、精神因素、内脏和全身性疾病。

【处方】主穴：曲池，合谷，三阴交。配穴：风邪犯表加大椎，气血亏虚加足三里，肠胃实热加支沟、足三里。

【刺法】用梅花针扣刺或细火针点刺皮损处，热证稍刺出血，用消毒棉签拭净；寒证可加灸法。或毫针点刺患处，或中细火针点刺背俞穴。其他穴位轻中刺激。急性者每日治疗1次，慢性者隔1~2日治疗1次。

【备用穴】风热犯表配风门、风市，风寒束表加风门、肺俞，血虚风燥加膈俞、脾俞、大肠俞、足三里，肠胃实热加内庭。

【小经验】火针对于顽固性荨麻疹有较好疗效。

本病是一种易反复发作的疾病，因此平时的生活调护十分重要。①要检测过敏原，避免接触致敏物质。②饮食要清淡，忌食发物和烟酒，保持大便通畅。③应尽量避免搔抓患处，以免引起皮损增加，瘙痒反而加剧。④对于发作起来很严重的患者，病人应在家中备好抗过敏药、氧气、皮质类固醇激素等，以便临时急救，并随时准备送往医院抢救。⑤慢性感染灶是慢性荨麻疹的病因之一，要及时检查并消除之。对难以发现病因的慢性荨麻疹患者，以锻炼身体、增强体质和调整好心态为主。

42. 神经性皮炎

神经性皮炎中医称"牛皮癣"，又称顽癣，是一种常见的慢性炎症性肤病，以皮肤肥厚、皮沟加深、苔藓样改变和阵发性剧烈瘙痒为特征，具有顽固性和复发性的特点。牛皮癣有明显的季节性，多数患者病情春季、冬季加重，夏季缓解，好发于裸露部位。

【处方】主穴：皮损局部，大椎，曲池。 配穴：风热加合谷、支沟，肝郁加内关、太冲，阴虚加三阴交。

【刺法】用梅花针扣刺或细火针点刺皮损处，稍刺出血，用消毒棉签拭净，寒证可加灸法。或毫针点刺患处，或中细火针点刺背俞穴。其他穴位轻中刺激。急性者每日治疗 1 次，慢性者隔 1~2 日治疗 1 次。

【备用穴】血海，膈俞。风热加外关、风池，肝郁化火加行间、侠溪，血虚风燥加脾俞、肝俞、风市，阴虚血燥加太溪。

【小经验】

①可再在针眼处拔火罐并留罐 5~10 分钟。背部痣点也可火针点刺出血加拔火罐。火针穿刺肥厚皮损后，如有暗黑色血液流出，勿急止血，待血自凝，或血色变红为止。下肢瘙痒者，可在风市穴艾灸或温针灸。

②多种因素可加重神经性皮炎，如生活无规律、睡眠不好、精神紧张、月经异常、消化不良、便秘等，因此要注意生活上的调理。少吃鱼虾海鲜、牛羊肉、辛辣刺激性食品等，多吃新鲜水果和蔬菜，避免饮酒。应养成良好的卫生习惯，内衣应柔软、宽松。不要用过热水及肥皂等碱性洗涤用品洗擦。剪短、磨平指甲，防止搔抓致破，继发感染。瘙痒剧烈者，可口服抗组胺药。使用合适的润肤品，能止痒兼修护皮肤，尽可能不用含激素成分的药膏，

以免形成激素依赖性皮炎。

43. 麦粒肿

扫码看视频操作

麦粒肿中医学也称之为"眼丹"、"土疳"或"土疡"，俗称"针眼"，是以眼睑缘局限性红、肿、硬结、热、痛为特征，甚则红肿渐形扩大，尤以上眼睑发病居多。相当于西医学的睑腺炎。

【处方】主穴：阿是穴，太阳，后溪。配穴：风热外袭者加支沟、合谷，热毒炽盛者加大椎、曲池。

【刺法】用梅花针扣刺或细火针点刺尚未化脓的麦粒肿处，稍刺出血，用消毒棉签拭净。后溪温针灸。大椎穴刺络拔罐，辅助以耳尖或者耳背静脉明显处放血以清热解毒。

【备用穴】攒竹，太阳。病程长者加肝俞附近痣点。

【小经验】

①针灸疗法对眼睑红、肿、热、结、痛以未成脓者效果颇佳，及早使用针灸方法可避免化脓排脓

等麻烦事。单用后溪穴温针灸即有较好疗效。在肝俞附近找几个痣点，以火针或三棱针点刺出血有辅助治疗的作用。

②在脓头未形成之前可作热敷，以促进化脓，轻的炎症也可在热敷后完全消失。当脓头出现时切忌用手挤压，因为眼睑血管丰富，眼的静脉与眼眶内静脉相通，又与颅内的海绵窦相通，而眼静脉没有静脉瓣，血液可向各方向回流，挤压会使炎症扩散，引起严重合并症，如眼眶蜂窝织炎、海绵窦栓塞甚至败血症，从而危及生命。

③多次出现麦粒肿的患者，应嘱其注意眼部卫生，不要用脏手揉搓眼睛，另外注意少食辛辣煎炸之品。

44. 牙痛

扫码看视频操作

牙痛，是指牙齿因各种原因引起的疼痛，可见于龋齿、牙髓炎、根尖周围炎、牙周炎、折裂牙和牙本质过敏等。中医学的"牙宣""骨槽风""齿龋"等病均属于牙痛范畴，中医常分为以下三型。

① 风火牙痛：牙龈红肿疼痛，遇冷则痛减，遇风、热则痛甚，或有发热、恶寒、口渴。舌红苔白而干，脉浮数。

②胃火牙痛：牙齿痛甚，牙龈红肿，或出脓渗血，牵及颌面、头部疼痛，口渴、口臭，大便秘结。舌红苔黄，脉滑数。

③虚火牙痛：牙齿隐隐微痛，牙龈微红、微肿，久则牙龈萎缩、牙齿松动，或伴有心烦失眠、眩晕耳鸣。舌红嫩，脉细数。

【处方】主穴：合谷，阿是穴。配穴：风火牙痛加支沟，胃火牙痛加太冲，虚火牙痛加三阴交，心火牙痛加内关。

【刺法】毫针中强刺激，火针点刺阿是穴（牙痛部位对应的面颊表面）更佳。牙龈肿痛较甚者，可用三棱针或火针在肿痛处放血。

【备用穴】下关，颊车，医风。风火牙痛加外关，胃火牙痛加内庭，虚火牙痛加太溪，心火牙痛加大陵、厥阴俞。

【小经验】

①针刺除龋齿、智齿冠周炎和严重感染的牙病为暂时止痛外，对一般牙痛效果良好。明确牙病性质可以更有针对性地治疗，本病应注意与三叉神经痛相鉴别，对心肌缺血表现为牙痛者也应提高警惕。

②牙痛压痛点分布较为广泛，除了下面部外，侧头部胆经、三焦经分布区域也常可发现压痛点，背俞穴亦可发现压痛点，针刺压痛点一般都有疗效。对针刺效果不好的牙痛应由口腔科处理。

③牙痛期间忌酒及食辛辣刺激食物。

45. 过敏性鼻炎

扫码看视频操作

过敏性鼻炎，是机体由于对外界某些特异性过敏原敏感性增高，而表现出的以鼻黏膜病变为主的变态反应，具有反复发作、迁延难愈的特点，又称变态反应性鼻炎。本病属于中医学"鼻鼽"范畴，病位在肺，与脾、肾密切相关。

【处方】主穴：合谷，迎香，印堂。配穴：风寒加列缺，风热者加曲池、支沟，血瘀加委中，气虚加百会、足三里。

【刺法】毫针中强刺激，迎香可沿鼻唇沟斜上刺，印堂向鼻刺，病情重者刺深一点。热证起针不按针孔，微微出血更好；寒证加灸。

【备用穴】风邪外袭加风池、外关、上星，气滞血瘀加通天、膈俞、下关素髎。耳穴风溪、内鼻、外鼻揿针或压丸。

【小经验】各类鼻炎、鼻窦炎针灸治疗方法类似，鼻周穴位较痛，但只要坚持治疗就会有效果，年龄小者疗效较好。

治疗时还应积极寻找过敏原，并尽量避免接触。少食生冷油腻辛辣刺激性食物，慎食鱼、虾、蟹等海产食物。戒烟及避免吸二手烟，并尽量避免出入空气污浊的地方。注意居室卫生，控制室内螨虫、霉菌和霉变的发生，远离宠物。加强身体锻炼，增强体质。只有多方配合，坚持治疗，方可取得良好疗效。

46. 咽痛

咽痛是上呼吸道感染初期常见的

扫码看视频操作

症状之一，起病急骤，表现为咽部红肿、疼痛，重者扁桃体急性充血、肿胀，属于中医学喉痹、急喉风、慢喉风、乳蛾、喉蛾的范畴。常见于急慢性咽炎、扁桃体炎、扁桃体周围脓肿、咽后脓肿、咽旁脓肿、急性喉炎等病。

【处方】主穴：合谷，列缺。配穴：风热者加曲池、支沟、大椎，慢性咽痛血瘀者加委中，阴虚加三阴交，肝火加太冲。

【刺法】毫针中刺激。

【备用穴】少商，商阳，耳尖，风池，天容，照海。

【小经验】针刺咽喉部天容穴对咽喉疼痛有很好疗效。针刺时毫针朝对侧天容穴缓慢进针，得气即停止进针，患者感痛或喉痒欲咳时退针，稍稍改变方向再针。若不敢在咽喉部针刺，则可以在少商、商阳、耳尖、照海等穴刺血，根据咽痛微甚决定出血量多少。

患病期间应注意休息，减少或避免过度讲话，忌食辛辣刺激性食物，戒烟酒。平时积极锻炼身体，增强体质，提高机体抵抗力。

47. 视觉疲劳

视觉疲劳是由于长时间不当用眼（如高度紧张地近距离目视，注视目标闪烁、目标亮度过高/过低、用眼过度等）之后出现视模糊、眼胀、干涩、流泪、眼眶酸痛等眼部症状，严重时会发展为头痛、眩晕、乏力等全身不适应的一种综合征。

【处方】主穴：合谷，太阳，攒竹，四白。配穴：体虚加足三里，阴虚加三阴交，肝火加太冲。

【刺法】毫针轻刺激。

【备用穴】百会，阳白，睛明，迎香，风池、光明。肝肾亏虚加肝俞、肾俞。耳穴眼、目1、目2、肝、脾、肾撤针或压丸。

【小经验】视觉疲劳针灸有明显的缓解作用，其他干眼症、近视眼也可按上治疗。

视觉疲劳与用眼习惯和环境有关，平时要注意室内照明。光线分布要尽量均匀、稳定，保持光线明亮、柔和。对于用电脑过度者，缓解视觉疲劳的一个方法是眨眼，平时特意多眨几次眼睛，有助于促进泪液分泌，能缓解干燥酸涩的症状。一般工作1小时，眼睛宜休息15分钟左右。平时多些运动、锻炼，保持良好的身心健康也有助于预防视力疲劳。如果是病理或屈光（近视／远视／散光）因素导致的视力疲劳，应及时检查治疗或配镜校正。

腧穴理论要了解

腧穴即是穴位，是人体脏腑经络之气输注于体表的特殊部位。"腧"即"输"义，有转输、输注的的含义；"穴"即孔隙的意思。腧穴分为十四经穴、经外奇穴和阿是穴三大类。

十四经穴简称"经穴"，是指归属于十二经和任脉、督脉循行线上的腧穴，有固定的名称、位置和归经，且有主治本经病证的共同作用，是腧穴的主要部分，现有经穴361个。

经外奇穴简称"奇穴"，是指既有固定的名称，又有明确的位置，但尚未列入十四经系统的腧穴，这些腧穴的主治大都比较单一，专门针对某些特殊病证。

阿是穴，又称"压痛点""天应穴"等，这类腧穴既无固定名称，又无固定位置，而是以压痛点或其他反应点作为针灸施术部位。穴位犹如药物，手法犹如剂量，用合适了就能治病。那么腧穴有哪些共性和特性呢？下面分别介绍。

1. 腧穴的主治特点

（1）局部近治作用　这是一切腧穴主治作用所具有的共同特点，它们均可治疗所在局部及邻近组织、器官的病证，如眼区及其周围的睛明、四白、阳白等穴均能治疗目疾，耳区周围的翳风、听宫、听会等穴均能治疗耳疾。

（2）循经远治作用　这是十四经腧穴主治作用的基本规律，在十四经所属腧穴中尤其是十二经脉在四肢肘膝关节以下的腧穴，不仅能治局部病证，而且还能治疗本经循行所过的远隔部位的脏腑、组织器官病证。如合谷穴不仅能治手局部的病证，还能治疗本经所过的颈部和头面部的病证。这就是所谓的"经络所过，主治所及"。由于经脉的上下联系，腧穴还能治疗与本经直接相联的经脉所过部位的病证，如腕骨穴能治疗与手太阳小肠经直接相联的足太阳膀胱经所过的腰部病痛。此外，根据经脉的表里络属关系，腧穴在远治作用中除了能治本经病证外，还能治疗相表里经脉的疾患。

（3）双向调整作用　腧穴与中药显著不同的特点是它的双向调整作用。一味中药一般不会包含两种作用相反的药性，如温热性质的中药只能温阳，而不能清热，寒凉的中药不可能有温阳的作用；补的药不会直接有泻的作用，泻的药不会直接有补的的作用。而腧穴大都对机体的不同状态有着双向的良性调整作用。例如针刺泻大椎穴，有良好的退热作用，但不能因此说大椎穴性凉，因为针补或艾灸大椎时，它又有温阳散寒的作用。又如实验证明，针刺足三里既可使原来处于弛缓状态或处于低兴奋状态的胃运动加强，又可使原来处于紧张或收缩亢进的胃运动减弱。针灸腧穴的作用，一般总是使失调的机体向正常状态恢复。

（4）特异作用　腧穴的上述三个作用，可谓腧穴的共性，但腧穴还有各自的相对特异性，即使同一条经脉的腧穴，治疗特性也有很大的差别。例如同是手阳明大肠经的合谷、曲池穴，它们有一些共性，但合谷有治疗滞产等特性，曲池有治疗皮肤病等特性。一些腧穴的特异作用，是临床经验的总结，尚不能用经络学说来很好地解释，需要我们特别记忆。

腧穴的以上主治特点，决定了针灸临床选穴的原则，即病灶局部选穴，循经远部选穴，以及针对某病证有特异作用的辨证对症选穴。

2. 特定穴

十四经中具有某种特殊的性能和治疗作用，并有特定称号的腧穴，称为特定穴。根据其不同的分布特点、含义和治疗作用，主要有五输穴、原络穴、俞募穴、八脉交会穴、八会穴、郄穴、下合穴等。特定穴是针灸临床常用的经穴，应掌握其有关的知识。

（1）五输穴　是十二经穴中分布在肘、膝关节以下的 5 个特定输穴，即井、荥、输 、经、合五穴，简称为"五输"穴。这是古人将经脉运行的情况用自然界流水的动向作比喻，谓经脉之气的运行，犹如水之流动，即由小到大，由浅入深，用以说明经气在运行过程中所经过的部位浅深不同，其作用也有所区别。古人认为经气所出，如水之源头，谓"所出为井"，主治心下满；经气流过之处，如刚出的泉水流动很微，谓"所溜为荥"，主治发热；经气灌注之处，如水流由浅向较深灌注，谓"所注为输"，主治体重节痛；经气经过的部位，如水之通畅流行，谓"所行为经"，主治喘咳寒热；其经气最后汇合而深入，如江河之入海，谓"所入为合"主治逆气而泄。

五输穴是十二经经气出入之所，因此脏腑有病，都可用五输穴。五输穴的作用除了上述之外，还可用根据五行的生克制化而应用于临床，如肝经在五行为"木"，肝经的实、热证，可以针泻行间，因行间为荥火，是实则泻其子；肝虚则补曲泉，曲泉为合穴，属水，是虚则补其母。余可类推。具体的五输穴见表4、表5：

表4　阴经五输穴表

阴经	井（木）	荥（火）	输（土）	经（金）	合（水）
肺手太阴	少商	鱼际	太渊	经渠	尺泽
心包手厥阴	中冲	劳宫	大陵	间使	曲泽
心手少阴	少冲	少府	神门	灵道	少海
脾足太阴	隐白	大都	太白	商丘	阴陵泉
肝足厥阴	大敦	行间	太冲	中封	曲泉
肾足少阴	涌泉	然谷	太溪	复溜	阴谷

表5　阳经五输穴表

阳经	井 （金）	荥 （水）	输 （木）	经 （火）	合 （土）
大肠手阳明	商阳	二间	三间	阳溪	曲池
三焦手少阳	关冲	液门	中渚	支沟	天井
小肠手太阳	少泽	前谷	后溪	阳谷	小海
胃足阳明	厉兑	内庭	陷谷	解溪	足三里
胆足少阳	足窍阴	侠溪	临泣	辅阳	阳陵泉
膀胱足太阳	至阴	足通谷	束骨	昆仑	委中

（2）原穴、络穴　原穴分布在腕踝关节附近。"原"即本原、原气的意思。脏腑的病变，往往反映于十二原穴。《灵枢·九针十二原》说："凡此十二原者，主治五脏六腑之有疾者也。"原与三焦有密切关系，三焦是原气的别使，导源于肾间动气，而输于全身，调合于内外，宣导于上下，关系着人体的气化功能，所以原穴治疗内脏病，在临床上有着重要的意义。阴经的原穴，就是五输穴中的输穴，即所谓"阴经以输为原"；阳经则有专门的原穴，位于输穴之后。络穴，有联络的意思，是表里经相联络的处所。因此络穴的主治特点是可以治疗与表里两经有关的病证。

原穴、络穴，既可单独用，也可配合运用，配合用称为"主客"配穴，是根据脏腑表里经络先病与后病而运用的，先病者为主则取原穴，后病者为客则取其络穴。例如肺经先病，则取其原穴太渊为主，大肠经后病则取其络穴偏历为客。反之，大肠经先病，肺经后病，则先取大肠经的原穴合谷为主，手太阴络穴列缺为客。附表如下（表6）：

表6　十二经原穴络穴表

经脉	原穴	络穴	经脉	原穴	络穴
手太阴肺经	太渊	列缺	手阳明大肠经	合谷	偏历
手厥阴心包经	大陵	内关	手少阳三焦经	阳池	外关
手少阴心经	神门	通里	手太阳小肠经	腕骨	支正
足太阴脾经	太白	公孙	足阳明胃经	冲阳	丰隆
足厥阴肝经	太冲	蠡沟	足少阳胆经	丘墟	光明
足少阴肾经	太溪	大钟	足太阳膀胱经	京骨	飞扬

（3）俞穴、募穴　俞穴是脏腑经气输注于背部的穴位，募穴是脏腑经气汇集在胸腹部的穴位。当脏腑发生病变时，每在相关的俞穴和募穴处出现压痛或敏感等。因此，某一脏腑有病时，就可运用其所属的俞穴和募穴进行治疗。例如：咳嗽、气促、

胸闷、痰多，就可取肺脏募穴"中府"，也可同时取其背俞"肺俞"，此为俞募取穴法。一般五脏有病，多取其背俞；六腑有病，多取其位于胸腹的募穴，这就是《难经》所说的"阴病引阳，阳病引阴"的意思。此外，背部的五脏俞穴，还可以治疗与五脏相关器官的病证，如肝开窍于目，肝俞可以治疗目疾；肾开窍于耳，肾俞可以治疗耳聋、耳鸣等。十二脏腑俞穴、募穴见表7：

表7 十二脏腑俞穴、募穴表

脏腑	俞穴	募穴	脏腑	俞穴	募穴
肺	肺俞	中府	胃	胃俞	中脘
心包	厥阴俞	膻中	胆	胆俞	日月
心	心俞	巨阙	膀胱	膀胱俞	中极
肝	肝俞	期门	大肠	大肠俞	天枢
脾	脾俞	章门	三焦	三焦俞	石门
肾	肾俞	京门	小肠	小肠俞	关元

（4）八脉交会穴　八脉交会穴是古人在临床实际中总结出的可治疗奇经八脉病证的8个腧穴，认为这8个腧穴与相应的奇经八脉经气相通。临床运

用时，可以单独治疗各自相通的奇经病证。如脊柱
强痛、角弓反张等督脉病证，可取通于督脉的后溪
穴；胸腹气逆而拘急的冲脉病证，可取通于冲脉的
公孙穴。按一定的原则两穴配伍，可以治疗两脉相
合部位的病证。如公孙通冲脉，内关通阴维脉，两
穴相配可治疗冲脉与阴维脉相合部位（心、胸、胃）
的病证，这是属于上下配穴的方法。古人还以八脉
交会穴为基础，创立了按时取穴的灵龟八法和飞腾
八法。八脉交会穴配合运用的治疗部位，见表8：

表8　八脉交会穴表

八脉交会穴	相合部位	八脉交会穴	相合部位
公孙通冲脉	心、胸、胃	临泣通带脉	目锐眦、耳后、颊、颈、肩
内关通阴维脉		外关通阳维脉	
后溪通督脉	目内眦、颈项、耳间	列缺通任脉	肺系、咽喉、胸膈
申脉通阳跷脉		照海通阴跷脉	

（5）八会穴　"八会"是指人体的脏、腑、气、
血、筋、骨、髓、脉等精气所会聚的腧穴，用这些
腧穴可以治疗有关的疾病。例如脏会章门，凡脏病
都可以配取章门；血会膈俞，凡血病都可配取膈俞。

因此，凡是临床上有关以上各类疾病，都可取相应的会穴进行治疗。具体八会穴如下：

脏会——章门　　　筋会——阳陵泉

腑会——中脘　　　脉会——太渊

气会——膻中　　　骨会——大杼

血会——膈俞　　　髓会——绝骨

（6）郄穴　"郄"是间隙的意思，是谓经脉之气深聚的部位，这些穴位临床上多用于急性的病证，如吐血配孔最、心胸痛闷配郄门、胃脘痛配梁丘等。16个郄穴见表9：

表9　十六郄穴表

经脉	郄穴	经脉	郄穴
手太阴肺经	孔最	足少阴肾经	水泉
手厥阴心包经	郄门	足阳明胃经	梁丘
手少阴心经	阴郄	足少阳胆经	外丘
手阳明大肠经	温溜	足太阳膀胱经	金门
手少阳三焦经	会宗	阴维脉	筑宾
手太阳小肠经	养老	阳维脉	阳交
足太阴脾经	地机	阴跷脉	交信
足厥阴肝经	中都	阳跷脉	跗阳

（7）下合穴　是根据《内经》提出的"合治内腑"的原则，按照疾病所属的内腑不同，而取其所属的下合穴治疗。如肠痈为大肠腑病，可取上巨虚治疗，因为它是大肠经的下合穴。下合穴一般指六腑阳经的下合穴，见表10：

表 10　合穴表

```
       ┌手三阳┌太阳——下巨虚
       │     │少阳——委阳
       │     └阳明——上巨虚
下合穴 ┤
       │     ┌太阳——委中
       └足三阳│少阳——阳陵泉
             └阳明——足三里
```

3. 腧穴的定位方法

人体的腧穴很多，每个腧穴的位置不同，这些腧穴的定位准确与否，可以直接影响到治疗效果。因此，历代医家非常重视腧穴的定位与取法，如《千金要方》说，腧穴多当"肌肉文理节解缝会宛陷之中，及以手按之，病者快然"。此处所说的肌肉和骨节就成为腧穴体表定位的主要标志，尤其是骨节比较固定，可作为取穴的基准。《灵枢·骨度》就是以这些体表标志为依据，将人体各部的长度和宽度折量为一定的分寸，来确定腧穴位置。现代临床常用的腧穴定位与取穴方法有骨度分寸、解剖标志、手指同身寸和简便取穴法等。分述如下：

（1）骨度分寸　这种腧穴定位法，始见于我国最早的医学文献《灵枢·骨度》。它将人体的各个部位分别规定其折算长度，作为量取腧穴的标准。不论男女、老少、高矮、胖瘦的患者，均可按照这个标准测量。此法，历经后人补充修改，已成为腧穴定位的基本准则。现将人体各部常用骨度分寸情况说明如表11及图25。

表 11　常用骨度分寸表

部位	起止点	折量寸	度量法	说明
头部	前发际至后发际	12寸	直寸	若前后发际不明，则从眉心量至大椎穴作18寸。眉心至前发际3寸，大椎穴至后发际3寸
	耳后两完骨（乳突）之间	9寸	横寸	用于量头部的横寸

部位	起止点	折量寸	度量法	说明
胸腹部	天突至歧骨（胸剑联合）	9寸	直寸	1.胸部与胁肋部取穴直寸，一般根据肋骨计算，每一肋骨作1寸6分 2."天突"指穴名的部位
	胸剑联合至脐中	8寸		
	脐中至耻骨联合上缘	5寸		
	两乳头之间	8寸	横寸	胸腹部取穴的横寸，可根据两乳头之间的距离折量。女性可用左右缺盆穴之间来代替两乳头之间的横寸
侧胸部	腋窝顶点以下至季胁	12寸	直寸	"季胁"指11肋端
背腰部	大椎以下至尾骶	21椎	直寸	背部腧穴根据脊椎定穴。一般临床取穴，肩胛骨下角相当第7（胸）椎，髂嵴相当第16椎（第4腰椎棘突）。背部横寸用患者中指同身寸折量

部位	起止点	折量寸	度量法	说明
上肢部	耻骨联合上缘至股骨内上髁上缘	9寸	直寸	用于手三阴、手三阳经的骨度分寸
	胫骨内侧髁下方至内踝尖	12寸		
下肢部	耻骨联合上缘至股骨内上髁上缘	18寸	直寸	1.用于足三阴经的骨度分寸 2."膝中"的水平线：前面相当犊鼻穴，后面相当委中穴
	胫骨内侧髁下方至内踝尖	13寸		
	股骨大转子至膝中	19寸	直寸	1.用于足三阳经的骨度分寸 2.臀横纹至膝中，作14寸折量
	膝中至外踝尖	16寸		
	外踝尖至足底	3寸		

（2）解剖标志　体表的各种解剖标志，是腧穴定位的基本方法。临床常用的有以下两种：

① 固定标志：指不受人体活动影响而固定不移的标志，如五官、毛发、指（趾）甲、乳头、肚脐以及各种骨节突起和凹陷部。由于这种自然标志固定不变，所以有利于腧穴的定位。例如两眉之间取

印堂、两乳之间取膻中等。

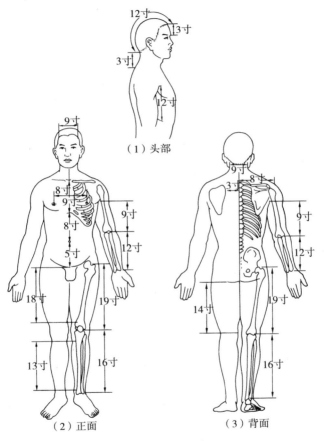

（1）头部

（2）正面　　　　（3）背面

图 25　骨度分寸

② 动作标志：指必须采取相应的动作姿势才能出现的标志，例如张口于耳屏前方凹陷处取听宫、握拳于掌横纹头取后溪等。

（3）手指同身寸 是以患者的手指为标准，进行测量定穴的方法。临床常用的有以下三种：

① 中指同身寸：是以患者的中指中节屈曲时内侧两端纹头之间作为1寸，可用于四肢部取穴的直寸和背部取穴的横寸（图26A）。

② 拇指同身寸：是以患者拇指指关节的横度作为1寸，亦适用于四肢部的直寸取穴（图26B）。

③ 横指同身寸：又名"一夫法"，是令患者将食指、中指、无名指和小指并拢，以中指中节横纹处为准，四指横量作为3寸（图26C）。

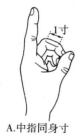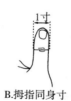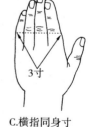

A.中指同身寸   B.拇指同身寸   C.横指同身寸

图26　手指同身寸

（4）简便取穴法　是临床上常用的一种简便易行的一种取穴方法。例如两耳尖直上取百会；两手虎口交叉，食指指尖下凹陷处取列缺；双手下垂，中指端取风市等。

多多掌握备用穴

在熟练掌握常用要穴的基础上，多多了解备用穴是提高看病能力的主要方法，下面介绍本书涉及的十四经穴和部分经外奇穴。经穴的介绍按十二经脉的气血循环流注次序，即肺经→大肠经→胃经→脾经→心经→小肠经→膀胱经→肾经→心包经→三焦经→胆经→肝经，然后再介绍任督脉以及经外奇穴。

1. 手太阴肺经（Lung Meridian of Hand-Taiyin，LU.）

经脉循行：手太阴肺经起于中焦，属肺、络大肠，联系胃及肺系；从肺系出来，外行线起于侧胸上部，循行于上肢内侧前缘，经过寸口，止于拇指桡侧端；分支从腕后分出，止于食指桡侧端（图27）。

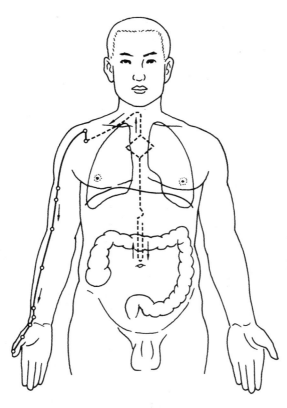

图 27 手太阴肺经

表 12　手太阴肺经穴位

穴名	定位 （参见骨度分寸节）	刺灸法	主治
1 中府	在胸前壁外上方，前正中线旁开6寸，平第1肋间隙处	向外斜刺或平刺0.5～1寸，不可向内深刺，以免伤及肺脏，引起气胸。	咳嗽、气喘、胸满痛等肺部病证，胸背痛
2 云门	前正中线旁开6寸，锁骨下窝凹陷处	向外斜刺或平刺0.5～1寸，不可向内深刺，以免伤及肺脏，引起气胸	咳嗽、气喘、胸痛等肺部病证肩背痛
3 天府	肱二头肌桡侧缘，腋前纹头下3寸	直刺0.5～1寸	鼻衄症。瘿、白癜风、目疾等
4 尺泽	在肘横纹中，肱二头肌腱桡侧凹陷处	直刺0.8～1.2寸，急症刺络放血	肺系实热性病症。急性吐泻、中暑、小儿惊风等急症。膝肿痛
5 孔最	尺泽穴与太渊穴连线上，腕横纹上7寸	直刺0.5～1寸。	咯血等肺系病症

穴名	定位 （参见骨度分寸节）	刺灸法	主治
6 太渊	在腕掌侧横纹桡侧，桡动脉的桡侧凹陷中	在腕掌侧横纹桡侧，桡动脉的桡侧凹陷中	肺系疾患。无脉症，自汗，盗气等
7 鱼际	第1掌骨中点桡侧，赤白肉际处	直刺 0.5～0.8 寸。治疗小儿疳积可用割治疗法	咽喉肿痛等肺系热性病症。小儿疳积，自汗等
8 少商	拇指桡侧指甲根角旁 0.1 寸	点刺出血，或浅刺 0.1 寸	咽喉肿痛，鼻衄，高热昏迷等肺系实热证。指肿，血虚口渴，癫狂等

2. 手阳明大肠经（Large Intestine Meridian of Hand-Yangming，LI.）

经脉循行：手阳明大肠经起于食指桡侧端，循行于上肢外侧的前缘，上走肩，入缺盆，络肺属大肠；从缺盆上走颈，经颈部入下齿，过人中沟，止于对侧鼻旁（图 28）。

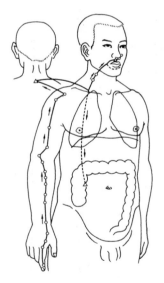

图 28　手阳明大肠经

表 13 手阳明大肠经穴位

穴名	定位	刺灸法	主治
1 商阳	食指末节桡侧，指甲根角旁 0.1 寸	点刺出血，或浅刺 0.1 寸	齿痛，咽喉肿痛等实证五官疾患。高热，昏迷等急症
2 三间	微握拳，当食指桡侧第 2 掌指关节后凹陷处	直刺 0.3～0.5 寸	齿痛，咽喉肿痛等五官疾患。三叉神经痛。失眠，嗜睡等
3 手三里	在阳溪穴与曲池穴连线上，肘横纹下 2 寸处	直刺 0.8～1.5 寸	手臂无力，麻木等上肢病症。腰痛，肩背痛。舌颤等
4 巨骨	在锁骨肩峰端与肩胛冈之间凹陷处	斜向背侧下方刺，进针 0.5～1 寸，不可过深，以免刺入胸腔造成气胸	肩局部病症等
5 扶突	在喉结旁约 3 寸，当胸锁乳突肌的胸骨头与锁骨头之间	直刺 0.5～0.1 寸。注意避开动脉，一般不使用电针，以免引起迷走神经反应	咽喉肿痛等局部病症。呃逆
6 迎香	在鼻翼外缘中点旁，当鼻唇沟中	略向内上方斜刺或平刺 0.3～0.5 寸	鼻病，口喝等局部病症。目赤，面痒，胆道蛔虫症等

3. 足阳明胃经（Stomach Meridian of Foot–Yangming，ST.）

经脉循行：足阳明胃经起于鼻旁，上行鼻根，沿着鼻外侧（承泣）下行，入上齿，环绕口唇，交会承浆，循行过下颌、耳前（图14）止头角；主干线从颈下胸，内行部分入缺盆，属胃络脾；外行部分循行于胸腹第2侧线，抵腹股沟处，下循下肢外侧前缘，止于第2趾外侧端；分支从膝下3寸和足背分出，分别到中趾和足大趾（图29）。

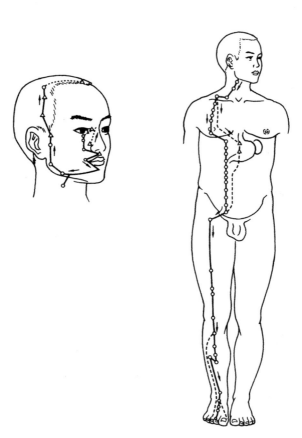

图 29 足阳明胃经

表 14　足阳明胃经穴位

穴名	定位	刺灸法	主治
1 四白	目正视，瞳孔直下，当眶下孔凹陷处	直刺或微向上斜刺 0.3~0.5 寸	目疾。口眼歪斜，三叉神经痛，面肌痉挛等面部病症
2 地仓	瞳孔直下，口角旁约 0.4 寸	斜刺或平刺 0.5~3 寸，可向颊车穴透刺	口角歪斜，流涎等面部局部病症
3 颊车	在下颌角前上方约 1 横指，按之凹陷处，当咀嚼时咬肌隆起最高点处	直刺 0.3~0.5 寸，或向地仓穴透刺	齿痛，牙关不利，颊肿，口角歪斜等局部病症
4 下关	在耳屏前，颧弓下凹陷中，合口有凹陷，张口即无	直刺 0.5~1.5 寸，留针时不可作张口动作	面、口、耳病症。足跟痛等
5 头维	当额发际上 0.5 寸，头正中线旁 4.5 寸	平刺 0.5~1.5 寸	头痛，目眩，目痛等头目病症

穴名	定位	刺灸法	主治
6 乳根	在第 5 肋间隙，当乳头直下，前正中线旁开 4 寸	斜刺或平刺 0.5~0.8 寸	乳痈、乳汁少等乳部疾患
7 梁门	脐中上 4 寸，前正中线旁开 2 寸	直刺 0.8~1.2 寸。过饱、肝脾肿大者禁针	各种胃疾
8 天枢	脐中旁开 2 寸	直刺 1~1.5 寸，深刺应慢进针	各种胃肠病症。月经不调等妇科疾患。面浮肿、虚损等
9 梁丘	屈膝，在髂前上棘与髌骨底外缘连线上，髌骨外上缘上 2 寸	直刺 1~1.2 寸	急性胃病、膝痛、乳疾等
10 犊鼻	屈膝，在髌韧带外侧凹陷中	向后内斜刺 0.5~1 寸，或透刺内膝眼穴	膝关节病等

穴名	定位	刺灸法	主治
11 上巨虚	在犊鼻穴下6寸，足三里穴下3寸	直刺1~2寸	各种肠疾、下肢痿痹、肩周炎等
12 条口	上巨虚穴下2寸	直刺1~1.5寸。肩周炎可透刺承山穴	肩周炎、下肢痿痹等
13 解溪	足背踝关节横纹中央凹陷处，当踇长伸肌腱与趾长伸肌腱之间	直刺0.5~1寸	下肢、踝关节疾患。头晕、眩晕、癫狂、吐泻、腹胀、便秘等
14 内庭	足背第2、3趾间缝纹端	直刺或斜上刺0.5~0.8寸	牙痛等各种胃火所致的病症。腹痛、腹胀、沟痛等
15 厉兑	第2趾外侧趾甲根角旁约0.1寸	点刺出血，或浅刺0.1寸	胃热性五官病症。多梦、嗜睡、小儿睡中惊掣等神志疾患

4. 足太阴脾经（Spleen Meridian of Foot-Taiyin，SP.）

经脉循行：足太阴脾经
起于足大趾，循行于小腿内
侧的中间，至内踝上8寸后
循行于小腿内侧的前缘，经
膝股骨部内侧前缘，入腹属
脾络胃，上膈，经过咽，止
于舌；分支从胃注心中；另
有一条分布于胸腹部第3侧
线，经锁骨下，止于腋下大
包穴（图30）。

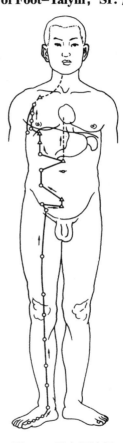

图30　足太阴脾经

表 15　足太阴脾经穴位

穴名	定位	刺灸法	主治
1 隐白	足大趾内侧趾甲根角旁 0.1 寸	点刺出血，或浅刺 0.1 寸	月经过多、崩漏、便血、尿血等出血证。小儿夜啼、惊风、癫狂、昏厥、多梦等
2 大白	第 1 跖骨小头后缘，赤白肉际凹陷处	直刺 0.5～0.8 寸	各种脾胃病证。体重节痛等
3 公孙	第 1 跖骨基底部的前下方，赤白肉际处	直刺 0.6～1.2 寸	胃痛、腹泻等脾胃肠腑病症。心烦失眠、狂证等神志病症。腹部拘急气逆等冲脉病证
4 地机	在内踝尖与阴陵泉穴的连线上，阴陵泉下 3 寸	直刺 1～1.5 寸	痛经、月经不调等妇科病。小便不利、水肿等脾不运化水湿病症
5 阴陵泉	胫骨内侧髁下方凹陷处	直刺 1～2 寸	腹泻、水肿、小便不利等脾不运化水湿病症。膝痛、臁疮等

穴名	定位	刺灸法	主治
6 血海	屈膝，在髌骨内上缘上 2 寸，当股四头肌内侧头的隆起处	直刺 1 ~ 1.5 寸	各种血分病、妇科月经病、皮肤病等
7 大横	脐中旁开 4 寸	直刺 1 ~ 1.5 寸	脾虚病症。便秘、腹痛、腹泻

5. 手少阴心经（Heart Meridian of Hand–Shaoyin，HT.）

经脉循行：手少阴心经起于心中，联系心系、肺、咽及目系，属心络小肠，从肺部浅出腋下，循行于上肢内侧后缘，至掌后豌豆骨部，入掌内，止于小指桡侧端（图31）。

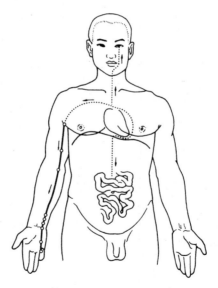

图31 手少阴心经

表 16　手少阴心经穴位

穴名	定位	刺灸法	主治
1 少海	屈肘，当肘横纹内侧端与肱骨内上髁连线的中点处	直刺 0.5～1 寸	心痛，癫病等心、神志病。臂麻手颤，瘰疬等
2 通里	腕横纹上 1 寸，尺侧腕屈肌腱的桡侧缘	直刺 0.3～0.5 寸，或向神门透刺	心悸，心烦，嗜睡或失眠等心、神志病。舌强不语，暴喑
3 阴郄	腕横纹上 0.5 寸，尺侧腕屈肌腱的桡侧缘	直刺 0.3～0.5 寸，或向神门透刺	心病。盗汗，吐血，衄血等
4 神门	腕横纹尺侧端，尺侧腕屈肌腱的桡侧凹陷处	直刺 0.3～0.5 寸	各种心与神志病。高血压，遗尿等

6. 手太阳小肠经（Small Intestine Meridian of Hand–Taiyang，SI.）

经脉循行：手太阳小肠经起于小指尺侧端，循行于上肢外侧的后缘，绕行肩胛部，内行线从缺盆进入，下行络心，属小肠，联系胃、咽；上行线从缺盆至目外眦、耳、分支从面颊抵鼻，止于目内眦（图32）。

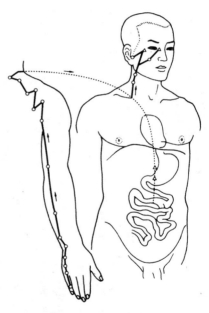

图32　手太阳小肠经

表 17 手太阳小肠经穴位

穴名	定位	刺灸法	主治
1 少泽	小指尺侧指甲根旁 0.1 寸	点刺出血，或浅刺 0.1 寸	乳汁少，乳痈等乳疾。昏迷，热病等急症。头面五官病症。尺神经痛等
2 后溪	微握拳，第 5 掌指关节后尺侧的远侧掌横纹头赤白肉际	直刺 0.5~1 寸。治手指挛痛可透刺合谷穴	头项强痛，肩背痛，腰腿痛等痛证。癫狂痫等脑病。头面五官病症。疟疾，黄疸，盗汗等
3 养老	以手掌面向胸，当尺骨茎突桡侧骨缝凹陷处	直刺 0.5~1 寸	颈，肩，腰腿痛。目视不明，呃逆等
4 小海	屈肘，当尺骨鹰嘴与肱骨内上髁之间凹陷处	直刺 0.3~0.5 寸	肘臂挛痛，麻木，癫痫等
5 天宗	肩胛冈下窝中央凹陷处	直刺或斜刺 0.5~1.5 寸	局部病症，喘，乳痈等
6 颧髎	目外眦直下，颧骨下缘凹陷处	直刺 0.3~0.5 寸，斜刺或平刺 0.5~1.5 寸	各种面部病症
7 听宫	耳屏前，下颌骨髁状突的后方，张口时呈凹陷处	稍张口，直刺 1~1.5 寸	耳疾，心腹满，抑郁等

7. 足太阳膀胱经（Bladder Meridian of Foot-Taiyang，BL.）

经脉循行：足太阳膀胱经起于目内眦，循行至头顶并入络脑；分支至耳上角；主干经脉从头顶向下到枕部，循行于脊柱两侧，经过背腰臀部，入内属膀胱络肾，向下贯臀，止腘窝；枕部分支向下循行于背腰部主干经线外侧，至腘窝部相合后循行于小腿后侧，经过外踝之后，前行止于小趾外侧端（图33）。

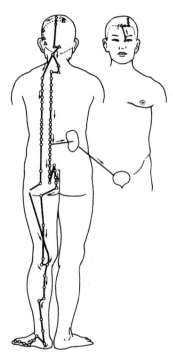

图33　足太阳膀胱经

表 18　足太阳膀胱经穴位

穴名	定位	刺灸法	主治
1 睛明	目内眦角稍内上方陷处	在眼球与眶下壁之间缓慢刺 0.5～1.2 寸，不宜提插，不捻转或只轻微地捻转，针具直细，出针时按压 1～3 分钟，以防出血。	各种目疾。腰腿痛等
2 攒竹	眉头凹陷中，约在目内眦直上	可向眉中或沿膀胱经平刺或斜刺 0.5～0.8 寸	各种目疾。头痛等局部病症。呃逆、眩晕，腰腿痛等
3 通天	前发际正中直上 4 寸，旁开 1.5 寸	平刺 0.5～1 寸	头痛，眩晕，鼻部病症
4 天柱	后发际正中直上 0.5 寸，旁开 1.3 寸	直刺或斜刺 0.5～1 寸，不可向内上方深刺，以免伤及延髓	后头痛，项强，肩背腰痛，足跟痛等病证。失眠、鼻塞，咽痛，热病汗不出等
5 风门	第 2 胸椎棘突下，旁开 1.5 寸	向脊柱方向斜刺 0.5～0.8 寸	外感病症，项强，胸背痛

穴名	定位	刺灸法	主治
6 肺俞	第3胸椎棘突下,旁开1.5寸	向脊柱方向斜刺0.5~0.8寸	各种肺疾。麦粒肿,急性睑结合膜炎等
7 心俞	第5胸椎棘突下,旁开1.5寸	向脊柱方向斜刺0.5~0.8寸	各种心与神志病变。咳嗽,吐血,盗汗等
8 膈俞	第7胸椎棘突下,旁开1.5寸	向脊柱方向斜刺0.5~0.8寸	呕吐、呃逆、气喘、吐血等上逆之证。各种血分病证等
9 肝俞	第9胸椎棘突下,旁开1.5寸	向脊柱方向斜刺0.5~0.8寸	肝胆、目疾。癫狂痫、脊背痛等
10 胆俞	第10胸椎棘突下,旁开1.5寸	向脊柱方向斜刺0.5~0.8寸	肝胆病证等
11 脾俞	第11胸椎棘突下,旁开1.5寸	向脊柱方向斜刺0.5~0.8寸	脾胃肠腹病症等

穴名	定位	刺灸法	主治
12 肾俞	第 2 腰椎棘突下，旁开 1.5 寸	直刺 0.5～1 寸	肾虚、泌尿生殖系病症等
13 大肠俞	第 4 腰椎棘突下，旁开 1.5 寸	直刺 0.8～1.5 寸	腰腿痛、肛肠病、瘾疹等
14 次髎	第 2 骶后孔中，约当髂后上棘与后正中线之间	直刺或向下斜刺 1～2 寸	痛经等生殖泌尿系统病症
15 委中	腘横纹中点	直刺 1～1.5 寸。或用三棱针点刺腘静脉出血	腰背痛、下肢痿痹。眩晕、癫痫、中暑、吐泻、孔痛、丹毒等
16 膏肓	第 4 胸椎棘突下，旁开 3 寸	斜刺 0.5～0.8 寸	肺痨及虚
17 志室	第 2 腰椎棘突下，旁开 3 寸	斜刺 0.5～0.8 寸	泌尿生殖系统病症

続表

穴名	定位	刺灸法	主治
18 秩边	平第 4 骶后孔，骶正脊旁开 3 寸	直刺 1.5～2 寸	腰腿痛。前后阴诸疾
19 合阳	委中穴直下 2 寸	直刺 1～2 寸	腰脊强痛，下肢痿痹。疝气，崩漏，痔疾
20 承山	腓肠肌两肌腹之间凹陷的顶端处，约在委中穴与昆仑穴之间中点	直刺 1～2 寸。不宜作过强的刺激，以免引起腓肠肌痉挛	腰腿拘急、疼痛，痔疾。便秘
21 飞扬	昆仑穴直上 7 寸，承山穴下方 1 寸处	直刺 1～1.5 寸	头痛，目眩，腰腿疼痛，痔疾，癫狂等
22 昆仑	外踝尖与跟腱之间的凹陷处	直刺 0.5～1.5 寸。孕妇禁刺	后头痛，项强，腰骶疼痛，足踝肿痛等痛证。癫痫，滞产等

穴名	定位	刺灸法	主治
23 申脉	外踝直下方凹陷处中	直刺 0.3~0.5 寸	头痛，目眩，失眠，癫痫，癫狂。腰腿痛，足肿，腹泻等
24 至阴	足小趾外侧趾甲根角旁 0.1 寸	点刺出血，或浅刺 0.1 寸，胎位不正用灸法	胎位不正，滞产，痛经等妇产科病。产后、术后尿潴留。头痛，目痛，鼻塞，鼻衄等

8. 足少阴肾经（Kideny Meridan of Foot–Shaoyin，KI.）

经脉循行：足少阴肾经起于足小趾之下，斜走足心，经舟骨粗隆下、内踝后侧，沿小腿、腘窝、大腿的内后侧上行，穿过脊柱，属于肾，络膀胱；另有分支向上行于腹部前正中线旁0.5寸，胸部前正中线旁2寸，止于锁骨下缘。肾部直行脉向上穿过肝、膈，进入肺中，再沿喉咙上行，止于舌根两旁；肺部支脉，联络于心，流注于胸中（图34）。

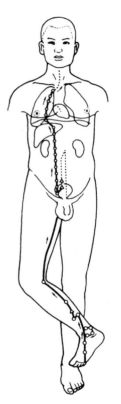

图34 足少阴肾经

表 19　足少阴肾经穴位

穴名	定位	刺灸法	主治
1 太溪	内踝高点与跟腱后缘连线的中点凹陷处	直刺 0.5～1 寸	各种肾虚病症、与肾虚有关的肺部病症。齿痛等阴虚性五官病症。心悸、足肿、癃闭、煤气中毒，痛经等
2 照海	内踝高点正下缘凹陷处	直刺 0.5～1 寸	失眠、癫痫等精神、神志病症。咽喉干痛等五官热性病症。妇产科病症、二便失调等
3 复溜	太溪穴上 2 寸，当跟腱的前缘	直刺 0.5～1 寸	水肿、汗证（无汗或多汗）等津液输布失调病症。腰脊强痛，下肢痿痹等
4 大赫	脐下 4 寸，前正中线旁开 0.5 寸	直刺 1～1.5 寸	遗精等生殖系病症
5 商曲	脐上 2 寸，前正中线旁开 0.5 寸	直刺 0.5～1.5 寸	胃肠病症、颈椎病

9. 手厥阴心包经（pericardium Meridian of Hand-Jueyin，PC.）

经脉循行：手厥阴心包经起于胸中，属心包，下膈，联络三焦；外行支从胸中出于侧胸上部，循行于上肢内侧面的中间部，入掌止于中指端；掌中分支止于无名指末端（图35）。

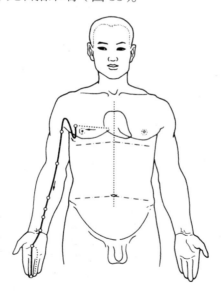

图 35　手厥阴心包经

表20 手厥阴心包经穴位

穴名	定位	刺灸法	主治
1 曲泽	肘微屈，肘横纹中，肱二头肌腱尺侧缘	直刺1~1.2寸。急症刺络放血	心系病症。急性吐泻、胃痛、呕血、中暑等症状
2 间使	腕横纹上3寸，掌长肌腱与桡侧腕屈肌腱之间	直刺0.5~1寸	心痛、心悸等心疾。癫狂病。梅核气、疟疾。热性胃病
3 内关	腕横纹上2寸，掌长肌腱与桡侧腕屈肌腱之间	直刺0.5~1寸，不可刺激过强，以免损伤正中神经	各种心脏病症及胸部疾患。各种胃病。失眠、郁证、癫狂痫、癔病等神志病症。胁痛、头晕、头痛、腹痛、痛经。高血压、药物过敏、舌裂出血等。
4 大陵	腕横纹中央，掌长肌腱与桡侧腕屈肌腱之间	直刺0.3~0.5寸	心经热证。口臭等胃肠热证。失眠、癫狂痫等神志疾患。足跟痛等。
5 劳宫	掌心横纹中，第2、3掌骨中间。简便取穴法：握拳，中指尖处	直刺0.3~0.5寸	癔病、癫狂痫等神志疾患。口疮、口臭、心痛等心经热证
6 中冲	中指尖端的中央	点刺出血，或浅刺0.1寸	中风昏迷、昏厥、小儿惊风、中暑、头痛等急症

10. 手少阳三焦经（Sanjiao Meridian of Hand–Shaoyang，SJ.）

经脉循行：手少阳三焦经起于无名指末端，沿手背第4、5掌骨间上行于上肢外侧中间部，上肩，经颈部上行联系耳内及耳前后、面颊、目外眦等部；体腔支从缺盆进入，分布于胸中，联系心包、膻中、三焦等（图36）。

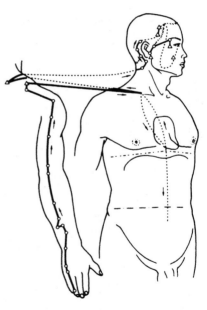

图 36　手少阳三焦经

表21 手少阳三焦经穴位

穴名	定位	刺灸法	主治
1 中渚	手背，第4、5 掌骨小头后缘之间凹陷中，当液门穴后1寸	直刺 0.3～0.5 寸	耳鸣，耳聋等头面五官病症。牙、肩、背、腰痛等。手指不能屈伸等
2 外关	腕背横纹上 2 寸，尺骨与桡骨正中间	直刺 0.5～1.5 寸	外感热病。偏头痛，耳鸣、耳聋等头面五官病症。上肢痿痹不遂等
3 肩髎	肩峰后下方，上臂外展时，当肩髃穴后寸许凹陷中	直刺 1～1.5 寸	局部病痛
4 翳风	乳突前下方与下颌角之间的凹陷中	直刺 0.5～1.5 寸	耳鸣，耳聋等耳疾。头面、口齿病症等
5 角孙	折耳廓向前当耳尖直上入发际处	平刺 0.3～0.1 寸	头痛，眩晕。齿痛、颊肿，目赤肿痛，目翳等
6 丝竹空	眉梢的凹陷中	平刺 0.3～1 寸，治偏头痛可向率谷长距离透刺	偏头痛等头、目病症。腰腿痛等

11. 足少阳胆经（Gallbladder Meridian of Foot-Shaoyang，GB.）

经脉循行：足少阳胆经起于目外眦，向上到达额角，向后行至耳后，（风池），经颈、肩部后下入缺盆。耳部支脉从耳后进入耳中，经过耳前到达目外眦后方；外眦部支脉，从外眦部下行至大迎，再向上到颧骨部，下行经颊车、经颈部向下与前脉合于缺盆；从缺盆部发出内行支进入胸中，通过横膈，联系肝胆，经胁肋内，下达腹股沟动脉部，再经过外阴毛际，横行入髋关节部（环跳）；从缺盆部发出的外行支，下经腋、侧胸、季肋部与前脉会合于髋关节部，再向下沿着大腿外侧下行到外踝前至足背，止于第 4 趾外侧；足背分支止于足大趾（图 37）。

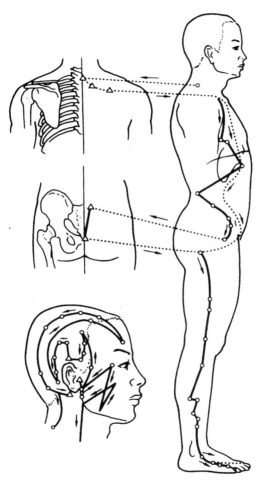

图 37　足少阳胆经

表22 足少阳胆经穴位

穴名	定位	刺灸法	主治
1 听会	屏间切迹前，下颌骨髁状突后缘，张口凹陷处	微张口，直刺 0.5~1 寸	耳疾，齿痛等
2 率谷	耳尖直上，入发际 1.5 寸	平刺 0.5~2 寸	头痛，眩晕，小儿急、慢惊风
3 本神	入前发际 0.5 寸，督脉（神庭穴）旁开 3 寸	平刺 0.5~1 寸	小儿惊风，癫痫，头痛，目眩，中风等
4 阳白	目正视，瞳孔直上，眉上 1 寸	平刺 0.5~1 寸	前头痛，目疾等
5 头临泣	目正视，瞳孔直上入前发际 0.5 寸，神庭与头维连线的中点	平刺 0.5~1 寸	头痛，目疾，鼻病，小儿惊痫等

穴名	定位	刺灸法	主治
6 风池	各种内、外风所致的病症。头面五官病，颈项强痛等	针尖向口、鼻尖方向斜刺1~1.2寸，或平刺透风府穴。深部中间为延髓，必须严格掌握针刺的角度与深度	各种内、外风所致的病症，头面五官病，颈项强痛等
7 肩井	肩上，大椎穴与肩峰连线的中点	直刺或向后斜刺0.2~1寸。内有肺尖，慎不可深刺，孕妇禁针	难产，乳痈，乳汁不下等产科及乳房病症。肩臂颈背疼痛等
8 带脉	侧腹部，第11肋骨游离端直下，平脐处	直刺1~1.5寸	带下等妇科病症等
9 居髎	在髋部，髂前上棘与股骨大转子高点连线的中点处	直刺1~2寸	腰腿痹痛
10 风市	大腿外侧正中，腘横纹上7寸；简便取穴法：垂手直中指尖下是穴	直刺1~2寸	下肢病症、瘾痒，失眠，耳疾等

穴名	定位	刺灸法	主治
11 光明	外踝高点上5寸，腓骨前缘	直刺0.5~1寸	目疾，胸胁胀痛，下肢痿痹等
12 悬钟	外踝高点上3寸，腓骨前缘	直刺0.5~1寸	痴呆、中风等髓海不足病症。颈项强痛、下肢痿痹等
13 丘墟	外踝前下方，趾长伸肌腱的外侧凹陷中	直刺0.5~1寸	偏头痛、颈项痛、胸胁痛等痛证。下肢痿痹，足内翻等
14 足临泣	第4趾趾关节的后方，足小趾伸肌腱的外侧。约侠溪上1.5寸	直刺0.5~0.8寸	偏头痛，目赤肿痛等痛证。月经不调，乳痈，乳胀等
15 地五会	第4、5跖骨间，第4跖趾关节稍后方，当小趾伸肌腱的内侧缘	直刺0.5~0.8寸	耳鸣，耳聋，乳痈等
16 侠溪	足背，第4、5趾间，趾蹼缘后方赤白肉际处纹头上凹陷处	直刺0.3~0.5寸	眩晕等胆火所致的头面五官病症。胁肋疼痛、膝股痛、足跗痛等痛证。乳痈等

12. 足厥阴肝经（Liver Meridian of Foot–Jueyin，LR.）

经脉循行：足厥阴肝经起于足大趾外侧，经足背、内踝前（在内踝上八寸处与足太阴相交而循行于其后侧）上行于大腿内侧，联系阴部，入体腔，联系于胃、肝、胆、膈、肋胁，经咽喉上联目系，上行出于额部，与督脉交会于巅顶部。目系支脉下经颊里，环绕唇内。肝部支脉上膈，注于肺中（图38）。

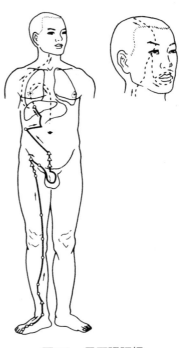

图38　足厥阴肝经

表23 足厥阴肝经穴位

穴名	定位	刺灸法	主治
1 行间	足背，当第1、2趾间的趾蹼缘上方纹头处	直刺0.5~0.8寸	各种肝经热性病症。妇科经带病症。重舌，疝气，失眠，腰痛等
2 蠡沟	内踝尖上5寸，胫骨内侧面的中央	平刺0.5~1.5寸	阴痒等妇科病症。阳强，睾丸肿痛等
3 曲泉	屈膝，当膝内侧横纹头上方，半腱肌、半膜肌止端前缘回陷	直刺1~1.5寸	各种泌尿生殖系统病症。膝髌肿痛，下肢痿痹
4 章门	第11肋游离端下际	直刺0.8~1寸	胃肠肝脾病症。奔豚气，脊冷痛，尿白浊等
5 期门	乳头直下，第6肋间隙，前正中线旁开4寸	斜刺或平刺0.5~0.8寸，不可深刺，以免伤及内脏	肝、胆、胃病症，乳痈等

13. 任脉〔Conception Vessel, CV.〕

经脉循行：任脉起于小腹内，下出会阴部，向前上行与阴毛部，在腹内沿前正中线上行，经关元等穴系咽喉部，再上行环绕口唇，经过面部，进入目眶下，联系于目（见图 39）。

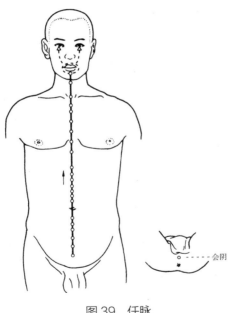

图 39　任脉

表24 任脉穴位

穴名	定位	刺灸法	主治
1 会阴	男性在阴囊根部与肛门连线的中点处；女性在大阴唇后联合与肛门连线的中点处	直刺 0.5～1 寸，孕妇慎用	溺水窒息，产后晕厥等急危重症。前后二阴诸疾等
2 中极	前正中线上，脐下 4 寸	直刺 1～1.5 寸，孕妇慎用	各种泌尿生殖系病症
3 气海	前正中线上，脐下 1.5 寸	直刺 1～1.5 寸，多用灸法，孕妇慎用	各种气虚病症，各种泌尿生殖系病症，肠腑病症等
4 水分	前正中线上，脐上 1 寸	直刺 1～1.5 寸，水肿多用灸法	水肿，胃肠病症等
5 下脘	前正中线上，脐上 2 寸	直刺 0.5～1.5 寸	肠鸣等肠胃病症，颈椎病
6 上脘	前正中线上，脐上 5 寸	直刺 0.5～1.5 寸	胃病，心痛，神志病等

穴名	定位	刺灸法	主治
7 膻中	前正中线上，平第4肋间隙，或两乳头连线与前正中线的交点处	平刺 0.5～2 寸	气机不畅诸病症，胸、乳房局部病症
8 天突	胸骨上窝正中	先直刺 0.2 寸，然后将针尖转向下方，紧靠胸骨后方刺入 0.5～1.2 寸	咳嗽、哮喘、暴喑等肺系病症。瘿气、梅核气、噎膈等气机不畅病症
9 廉泉	微仰头，在喉结上方，当舌骨体上缘的中点处	向舌根斜刺 0.5～1.5 寸	失语，吞咽困难，流涎，口舌生疮等咽喉口舌病症
10 承浆	颏唇沟的正中凹陷处	直刺或斜刺 0.2～0.5 寸	口㖞，牙痛，流涎等口部病症。暴喑，癫狂等

14. 督脉（Governor Vessel, GV.）

经脉循行：起于小腹内，下出于会阴部，向后、向上行于脊柱的内部，上达项后风府，进入脑内，上行颠顶，沿前额下行鼻柱，止于上唇内龈交穴（图40）。

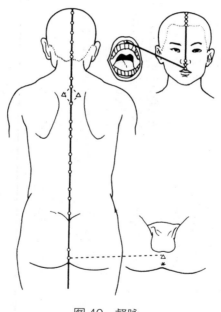

图40　督脉

表 25　督脉穴位

穴名	定位	刺灸法	主治
1 长强	跪伏或膝胸位，当尾骨尖端与肛门连线的中点处	紧靠尾骨前面斜刺 0.8～1 寸，不宜直刺，以免伤及直肠	痔疮、脱肛等肠肠病症。癫狂、癫痫、惊风等
2 腰阳关	后正中线上，第 4 腰椎棘突下凹陷中，约与髂嵴相平	向上斜刺 0.5～1 寸。多用灸法	腰骶疼痛、下肢痿痹、遗精、阳痿等
3 命门	后正中线上，第 2 腰椎棘突下凹陷中	稍向上斜刺 0.5～1.5 寸。多用灸法	阳痿、滑胎、老人小便频数等肾虚，特别是肾阳不足所致的各种病症
4 至阳	后正中线上，第 7 胸椎棘突下凹陷中	稍向上斜刺 0.5～1 寸	咳嗽、心痛、胃病、黄疸等
5 陶道	后正中线上，第 1 胸椎棘突下凹陷中	稍向上斜刺 0.5～1 寸	热病、疟疾、脊强、咳嗽、气喘等

穴名	定位	刺灸法	主治
6 上星	前发际正中直上1寸	平刺0.5~1寸	头痛、眩晕、目痛、鼻渊、鼻衄等头面病症；癫狂等
7 神庭	前发际正中直上0.5寸	平刺0.5~1寸	失眠、惊悸等神志病症。头痛、鼻渊等。
8 素髎	鼻尖正中	向上斜刺0.3~0.5寸，或点刺出血	哮喘、惊厥、新生儿窒息、休克、呼吸衰竭等急危重证。鼻病
9 印堂	在额部，当两眉头的中间	提捏局部皮肤，平刺0.3~0.5寸，或用三棱针点刺出血	鼻病。头痛、眩晕、失眠、小儿惊风、产后血晕等

15. 常用奇穴（Extra-points, EX.）

表 26 常用奇穴

穴名	定位	刺灸法	主治
1 四神聪	在头顶部，当百会前后左右各 1 寸，共 4 穴	平刺或直刺 0.5 ~ 1 寸	头痛，眩晕，失眠，健忘，癫痫，中风等头、脑病症
2 太阳	在颞部，当眉梢与目外眦之间，向后约 1 横指的凹陷处	直刺或斜刺 0.3 ~ 1 寸，或点刺出血	头痛，面瘫，目疾等
3 耳尖	在耳郭的上方，当折耳向前，耳郭上方的尖端处	直刺 0.1 ~ 0.2 寸，或点刺出血	目疾，咽喉肿痛，头痛等
4 金津、玉液	在口腔内，当舌系带两侧静脉上，左为金津，右为玉液	点刺出血	口疮，舌肿，舌强，失语。呕吐，消渴

续表

穴名	定位	刺灸法	主治
5 牵正	在面颊部,耳垂前0.5~0.8寸	直刺或向前斜刺0.5~1寸	口歪,口疮
6 安眠	在项部,当翳风穴与风池连线的中点	直刺0.8~1.2寸	失眠,头痛,眩晕,心悸,癫狂
7 子宫	在下腹部,当脐中下4寸,中极旁开3寸	直刺0.8~1.2寸	月经不调,痛经,崩漏,不孕等妇科病症
8 定喘	在背上部,当第7颈椎棘突下,旁开0.5寸	直刺0.5~0.8寸	哮喘,咳嗽,肩背痛,落枕,瘾疹等
9 夹脊	在背腰部,当第1胸椎至第5腰椎棘突下两侧,后正中线旁开0.5寸,一侧17穴,左右共34穴	直刺0.3~0.5寸,或用梅花针叩刺,不可向外斜刺,以免伤及内脏	适应范围较广,其中上胸部的穴位治疗心肺疾病,上肢疾病,下胸部的穴位治疗胃肠疾病,腰骶部的穴位治疗腰腹及下肢疾病

穴名	定位	刺灸法	主治
10 胃脘下俞	在背部,当第8胸椎棘突下,旁开1.5寸	向脊柱方向斜刺0.3~0.8寸	消渴,胃痛,腹痛等
11 腰眼	在腰部,当第4腰椎棘突下,旁开约3.5寸凹陷中	直刺1~1.5寸	腰痛,月经不调,带下等
12 十七椎	在腰部,当后正中线上,第5腰椎棘突下	直刺0.5~1寸	腰腿痛,下肢瘫痪,崩漏,月经不调,遗尿
13 腰奇	在骶部,当尾骨端直上2寸	向上平刺1~1.5寸	癫痫,便秘等
14 肩前	在肩部,正坐垂臂,当腋前端与肩髃穴连线的中点	直刺1~1.5寸	肩臂痛,臂不能举

穴名	定位	刺灸法	主治
15 腰痛点	在手背侧，当第2、第3掌骨及第4、第5掌骨之间，当腕横纹与掌指关节中点处，一侧2穴，左右共4穴	由两侧向掌中斜刺0.5～1寸	急性腰扭伤
16 外劳宫（落枕）	左手背侧，当第2、第3掌骨间，指掌关节后约0.5寸处	直刺0.5～0.8寸	落枕，手臂肿痛等
17 八邪	在手背侧指缝间，微握拳，第1至第5指间，指蹼缘后方赤白肉际处，左右共8穴	向腕部方向斜刺0.5～1寸	手背肿痛，手指麻木等
18 四缝	在第2至第5指掌侧，近端指关节中央，一手4穴，左右共8穴	点刺出血或挤出少许黄色透明黏液	小儿疳积，消化不良

穴名	定位	刺灸法	主治
19 十宣	在手十指尖端, 距指甲游离缘0.1寸	点刺出血, 或浅刺0.1~0.2寸	昏迷, 癫痫, 高热, 咽喉肿痛, 手指麻木
20 鹤顶	在膝上部, 髌底的中点上方凹陷处	直刺0.5~1寸	膝痛, 足胫无力, 瘫痪
21 膝眼	屈膝, 在髌韧带两侧凹陷处。在内侧的称内膝眼, 在外侧的称外膝眼, 即犊鼻穴	向膝中斜刺0.5~1寸。或透刺对侧膝眼	膝痛, 腿痛
22 胆囊	在小腿外侧上部, 当腓骨小头前下方凹陷处(阳陵泉)直下2寸	直刺1~2寸	胆囊炎, 胆石症, 胆道蛔虫症等胆腑病症。下肢痿痹
23 阑尾	在小腿前侧上部, 当犊鼻下5寸, 胫骨前缘旁开1横指	直刺1~2寸	急慢性阑尾炎, 消化不良, 下肢痿痹

穴名	定位	刺灸法	主治
24 八风	在足背侧，第1至第5趾间，趾蹼缘后方赤白肉际处，一足4穴，左右共8穴	向踝部方向斜刺0.5~1寸，或点刺出血	足跗肿痛，趾痛，脚气等

附：穴名索引